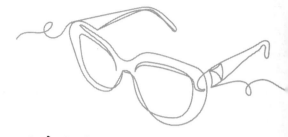

孩子近视了，
家长怎么办

杜兆江　主编

全国百佳图书出版单位

化学工业出版社

·北京·

图书在版编目（CIP）数据

孩子近视了，家长怎么办 / 杜兆江主编. — 北京：
化学工业出版社， 2022.4（2025.5重印）
ISBN 978-7-122-40785-6

Ⅰ.①孩… Ⅱ.①杜… Ⅲ.①儿童-近视-防治②青
少年-近视-防治 Ⅳ.①R778.1

中国版本图书馆 CIP 数据核字（2022）第 026525 号

责任编辑：王新辉　李姿娇　赵玉欣
责任校对：李雨晴　　　　　　　　装帧设计：关　飞

出版发行:化学工业出版社
　　　　　（北京市东城区青年湖南街 13 号　邮政编码 100011）
印　　装：三河市航远印刷有限公司
880mm×1230mm　1/32　印张 5¾　字数 104 千字
2025 年 5 月北京第 1 版第 3 次印刷

购书咨询： 010-64518888　　售后服务： 010-64518899
网　　址： http://www.cip.com.cn
凡购买本书，如有缺损质量问题，本社销售中心负责调换。

定　　价： 39.80元　　　　　　　　　版权所有　违者必究

编写人员名单

主　编　杜兆江

副主编　伊恩晖

编写人员（按编写字数排序）

　　　　　杜兆江　伊恩晖　杨格强　李　剑

　　　　　刘应尧　贺金刚　张　雯　王晟宇

　　　　　王　嫄　肖　潇　张　静　董玉红

　　　　　曹文静　白女女　盛晓洁　赵星星

　　　　　鲁　鑫

绘　图　杨心睿　张　狄

前　言

目前，我国近视人口总数近 7 亿，儿童青少年近视情况尤为严重，近视人数占 50％～60％。2018 年教育部公布的数据显示，学龄前儿童近视率为 14.5％，小学阶段学生近视率达到 36％，初中阶段学生近视率达到 71.6％，高中阶段学生近视率达到 81％。特别是新冠疫情期间，很长一段时间学生居家上网课，我国 9 个省份的统计数据显示居家网课期间儿童青少年近视率飙升 11.7％，小学阶段近视率上升了 15.2％，初中阶段近视率上升了 8.2％，高中阶段近视率上升了 3.8％。

儿童青少年眼健康相关知识系统庞大，近视防控也涉及很多医学专业知识，只通过线上线下科普讲座的形式很难让大众系统了解这些知识，因此，很有必要为大众提供一些系统的、专业的、通俗易懂的眼健康和近视防控科普知识，为大家提供一个系统了解这些知识的载体，同时也回答很多家长的相关疑问，这就是我们编撰本书的初衷。

本书紧紧围绕儿童青少年眼健康和近视防控，用通俗易懂的语言，从眼睛的基本结构、生理功能、屈光系统、成像原理到近视的形成原因、危险因素、矫正方法、科学防控等方面进行了系统阐述。面对近视的高发率，部分家长病急乱投医，而各种新科技产品真伪难辨，对于近视的传言，更是分不清哪个真哪个伪。本书有理有据地回答了很多家长关心的问题，帮助家长少走弯路，及时采用科学的方法，及时阻断孩子的近视之路！这本书采用图文相辅的内容呈现形式，便于读者理解。

我们希望通过本书的出版，让更多关心儿童青少年眼健康的父母们系统了解眼健康的专业知识，让孩子早受益、不近视，近视了也知道怎么办。

杜兆江

2022 年 1 月 15 日

目　录

关于近视的谣言，你中了哪一招？ / 113

我们为什么
能看清楚东西

眼睛作为身体的组成部分之一，在视觉形成过程中举足轻重。人眼既是具有与人体其他器官有许多共性的生物器官，又是将光作为刺激传递信号的光学器官。外界物体经过眼睛复杂而又精密的结构被我们感知，即我们常说的"视觉"。

眼睛就像照相机，是很精密的"仪器"

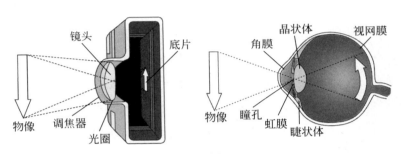

眼睛和照相机的结构相似

　　眼睛作为一个光学结构，与照相机有许多共同点，以至于人们认为照相机就是根据人眼而设计的。但人眼作为高度进化的生物器官，几乎每一个方面都远优于照相机，即使是与市面上最好性能的照相机相比，人眼也具有其不可比拟的优越性。

眼睑（俗称眼皮）——照相机的"镜头盖"

　　眼睑像保护照相机的镜头盖一样，使眼球免受外物的损伤。上下眼睑反射性的闭合，可以使眼球避免强光的刺激和异物损害，并且使泪液均匀地散布于眼球表面，形成泪液膜，既防止了角膜干燥，又减少了疾病的侵袭。

角膜（俗称黑眼球）——照相机的"镜头"

"镜头"可以汇聚被拍摄物体发出的光线，在胶片上形成清晰的影像。角膜是眼球最前面的光学结构，作为重要的屈光间质，是外界光线进入眼球的必经之路。其实角膜是完全透明的，只是眼球壁的其他结构好像照相机的暗箱，当人们通过这层组织看眼内时，会产生黑色的感觉，其实是内部背景的颜色。这就像我们看海水的颜色，水其实是透明的，但看起来感觉像是深蓝色一样。角膜的整体屈光力大约为＋43D，占眼球光学系统总屈光力的 2/3 以上。举个例子来说，光线进入眼球后，要经过一组类似于"凸透镜"的光学折射系统，最后聚焦于视网膜上，使得我们感知到清晰的物像。在这"组合凸透镜"中，角膜占比最大、作用最强，约占 2/3 以上的度数，这个度数我们称为屈光力，用字母 D 表示，大约为 43D。同时"＋"号表示凸透镜，使光线汇聚，而"－"号表示凹透镜，使光线发散。同时，角膜和后面的巩膜一起构成眼球的最外层，对整个眼球有非常重要的保护作用。

巩膜（俗称白眼球）——照相机的"外壳"

巩膜可保护眼球免受外界损害。巩膜为眼球壁最外层，呈瓷白色不透明的纤维膜，对眼球内部的结构起保护作用。

瞳孔——照相机的"光圈"

瞳孔可以控制进入眼球内的光线，即透光量，调节景深（通俗来说就是，使物体产生较为清晰影像的最近点至最远点的距离，即可使景物成像清晰的范围）。瞳孔为虹膜形成的环形开口，正常情况下直径为 2.5～4 毫米，光线强时瞳孔变小，光线弱时瞳孔变大，从而使眼睛里接收的光线总是恰到好处，一旦瞳孔失去调节性就会造成曝光失常，出现眼睛怕光或视物模糊。

虹膜——调节光圈的"叶片"

通过调节相机叶片可以调整光圈的大小，控制光线进入照相机并到达胶片的光线量。虹膜为一圆盘状棕色的膜样组织，如果光线变强，虹膜内瞳孔括约肌收缩，瞳孔变小；光线变弱，虹膜内瞳孔开大肌收缩，瞳孔变大。根据虹膜内色素含量多少的不同，虹膜会呈现出不同的颜色，使得我们看到的"黑眼球"呈现出棕色、蓝色或白色。

晶状体——照相机内置的"全自动变焦镜头"

晶状体形如双凸透镜，位于瞳孔和虹膜后面、玻璃体的前面。晶状体作为眼屈光系统组成的重要结构，不仅能够平衡眼屈光力（眼屈光力表示眼内整体组合透镜的度数，即对外界光线进入眼内的折射力度），而且可对不同距离的物体（通过睫状体肌肉的收缩和舒张联动晶状体悬韧带，引起晶状体变凸或变平）实现聚焦作用，就像变焦镜头一样可以自动对焦，使眼睛既能看清近处的东西，也能看清远处的东西。

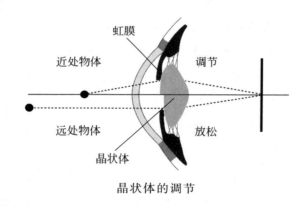

晶状体的调节

视网膜——照相机的"胶卷"

眼外光线经过眼睛前部"组合凸透镜"的折射，最后会聚焦在后面的"底片"（视网膜）上。视网膜为眼光学系统成像的屏幕，为一凹形的球面，内部含有丰富的感光组织，将外界感知的视觉信号传递到大脑，形成人眼对外界的感知。如果胶卷的"底片"出现问题，或者是光线不能聚焦在

"底片"上，大脑就会感知到模糊的物象，这种情况我们看到的外界物体就是模糊不清的。

　　通过对人眼"主要部件"的了解，我们可以知道，眼睛成像总体来说是凸透镜成像，这些组件包括组合凸透镜（角膜、晶状体）和底片（视网膜），统称为眼球"屈光系统"。外界光线经过眼的屈光系统后，通过光线折射和神经反射的作用，最终清晰地成像到视网膜上，将视觉信息反映到大脑。通俗来说，人眼的凸透镜成像就像一组"组合凸透镜"。正常看远物时，光线通过"组合凸透镜"聚焦在视网膜上，使得我们能够看清远处的物体。看近处物体时，我们眼睛的肌肉会通过收缩使"组合凸透镜"变得更凸，使得聚焦的能力增大而看到了近处的物体。

掌握孩子视觉发育的关键期，
让他拥有好视力

在孩子的视觉发育过程中，视力也有一个逐渐发育和变化的过程。家长们需要注意的是，人眼不是一出生就具有1.0（5.0）以上的视力，但是，正常的眼睛会在出生后逐渐发育为正常视力。

婴幼儿的眼屈光状态早期处于远视状态，称为生理性远视，随着年龄的增加，生理性远视逐渐减少，眼睛逐步正视化，视力接近1.0（5.0）。一般认为，孩子在12岁左右视觉功能发育成熟，而3岁以前视觉发育最为重要，称为人眼视觉发育的关键期。为什么要把孩子3岁以前的视觉发育称之为关键期呢？因为出生之后，人类的视觉系统根据环境的刺激进行调整和改变，这时称为视觉发育的可塑期，大脑必须同时接受来自两只眼均衡、清晰的图像刺激，才能使人体视觉系统正常发育。因此，掌握孩子**视觉发育的关键期，了解孩子六个阶段视觉发育的不同特点**尤为重要。

新生儿期（出生后至1月龄）
——助力孩子建立正常视觉信号

新生儿时期是视觉发育最敏感的时段，这段时期外界光线进入视网膜，刺激感光细胞的正常发育，建立正常的视觉信号。如果因为一些先天异常性眼病阻碍了外界光线进入眼内，就会造成视觉发育不良。这时候特别要注意一些先天性眼部疾病，如先天性上睑下垂（眼皮抬不起来）、先天性白内障（黑色的瞳孔不同程度地变白，即白瞳症）、先天性内斜视（对眼）、先天性青光眼（黑眼球较一般孩子大、混浊，怕光流泪，眼压升高）等。有条件的话，家长一定要带孩子到儿保机构及时筛查，如果发现孩子有类似先天性眼部疾病这些问题，一定要及时到专业机构尽早检查。

婴幼儿期（1月龄至3岁）
——发现孩子求助信号，抓住治疗的关键期

这一时期是发现孩子高度远视、散光、屈光参差（即两眼的屈光状态不一致，分为生理性和病理性）、斜视、弱视这些问题的最佳时期。这个阶段的孩子已经能和家长进行简单的交流，如果孩子出现对眼或白眼，看东西趴得很近，对鲜艳的颜色或运动的物体不敏感、没反应，捂住一个眼睛孩子不哭闹等现象，家长们就要重视了，一定要及时筛查。但

有些家长往往不太重视或缺乏这方面的育儿知识，错过了最佳的筛查时机，或者是孩子过早地长时间使用手机或电视等电子产品，使近视发生的概率增加，近视发生的年龄也逐渐提前。如果等到孩子五六岁能配合时再去检查，可能就会贻误治疗的最佳时机。

学龄前期（3~6岁）
——此时的视力正常可能是近视的信号

一个五六岁的孩子，如果检查时没有生理性远视，看东西挺清楚，视力也挺好的，家长肯定觉得孩子眼睛挺健康的，这是不是正常呢？家长这时千万不能放松大意，因为这时可能孩子的眼睛已经过度发育，有了近视的倾向。一般来说，孩子刚刚出生的时候眼轴是较短的，随着年龄的增长，眼轴会逐渐增长，就像身高增长一样。正常情况下，3 岁以下的孩子会有 300 度左右的生理性远视，五六岁的孩子应该有 200 度左右的远视。所以，如果孩子在学龄期前的生理性远视就已经没有了，即使视力是正常的，也是过度发育，可能有近视倾向了。

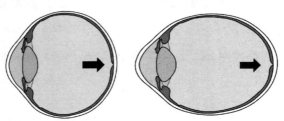

眼球前后径逐渐变长

小学时期（6～12岁）
——近视早期预警和干预的绝佳时机

正常情况下，8～10岁的孩子应该还有100度左右的生理性远视，12岁左右生理性远视才趋于零，如果眼轴再进一步发育，就是向近视发展了。因此，这个时期的孩子要特别注意有无假性近视的发生。其实，假性近视就是介于正常眼和真性近视之间的一种过渡状态。有些家长会认为假性近视没关系、不重视，其实这是近视早期预警和干预的绝佳时机，错过了就会发展为真性近视。

区别真假近视最好的方法就是散瞳验光，让眼部的肌肉通过散瞳的作用放松下来，去除肌肉调节的因素，检查一下眼睛真实的屈光力，就像测量弹簧的高度一样，我们不能对它施压，否则测量的结果不准确。如果散瞳检查后眼睛的整体屈光力为"一"号，那么就提示是真性近视了。如果散瞳检查后眼睛的整体屈光力接近0，提示是假性近视，但也说明孩子的远视储备可能不足了，如果再不纠正不良用眼习惯，真性近视迟早会发生。

中学时期（12～18岁）——控制近视进展的关键时期

初、高中时期，由于学业压力的逐渐增大，有些孩子近视控制得不理想，极有可能发展成为600度（—6D）以上的高度近视，孩子的升学和就业可能就会受到影响。

环境因素→工作时间和工作距离　　　　近距离工作负荷→近视

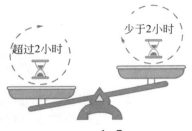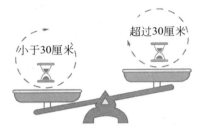

近视发生率：1.5倍　　　　　　　　近视发生率：2.5倍

有循证医学的证据证实，工作时间和工作距离与近视发生的倍数关系

大学时期（18岁以后）——视力趋于稳定

20岁前后，孩子的青春期发育已接近尾声，身体的发育已经成熟，视力已相对稳定，但由于高度近视的存在，可能眼底已出现未老先衰的改变。

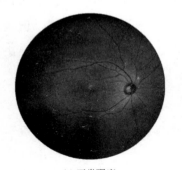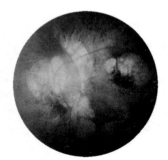

(a) 正常眼底　　　　　　(b) 高度近视眼底

正常眼底和高度近视的萎缩眼底

　　总之，根据视觉发育可塑性理论，在视力发育关键的婴幼儿时期（0～3岁），眼睛如果存在异常的视觉状态，如先天性白内障、上睑下垂、高度远视、近视或散光、双眼屈光参差，极有可能会导致弱视，若能够被及时发现和治疗，仍然有很大的机会治愈。但如果错过了孩子视觉发育的这一关键期，若想恢复正常视力和双眼视觉，就会变得相当困难。

　　另外，如果孩子的眼睛发育正常，但如果处于异常的视觉环境（如长时间使用电子产品，比如手机或电视等），也会过早过快地消耗掉生理性远视储备，导致近视的过早过快发生。同时，近视发生后，由于孩子的身体还处在不断发育的过程中，如果父母对此还没有引起足够的重视，近视度数会快速增加，直至发展为高度近视。

　　假如一个孩子在3岁之前发现有内斜合并弱视，通过及时的戴眼镜治疗或手术矫正内斜后，弱视得到治愈，正常双眼视觉得以建立。但是，如果孩子长大成人以后再治疗，可能会造成永久的内斜伴视力残疾、不可逆的双眼视觉异常。为什么两者均为内斜视，但治疗效果会如此不同呢？这是因为两者治疗的时机不同。前者在视觉发育的关键期，通过视觉发育的可塑性，及时去除了形成弱视的不良因素，使视力和双眼视觉有了正常发育的机会；而后者为身心均已发育成熟的年龄较大的儿童或成年人，其异常视觉系统已定形，错过了视觉发育的可塑期，导致了不可逆性的视力和双眼视功能损害。

　　可见，视觉发育的关键期对儿童视觉的发育、治疗和预后有着无比重要的意义。因此，家长应在视觉发展的关键期关注孩子的眼健康，特别是患有高度近视、远视或斜弱视的家长，由于其具有遗传性，更应注意孩子的视力情况。目前，我国已在很多基层社区卫生院开展了孩子入托前常见眼病和近视的筛查工作，能初步筛检出视力发育异常的孩子，做到早期发现、早期预警、早期干预。有了家长对此筛查工作的重视和认识，以及积极的配合，就能避免因贻误治疗时机而造成的遗憾。

不同年龄阶段的孩子都需要做视力检查

孩子出生后，从婴儿、幼儿到青少年时期，处于身体的快速发育阶段，各年龄段的视力变化都有其不同的特点，对视力好坏的判断也要动态地来观察，不可以拿成人视力的评价标准来直接判断。

什么是视力检查？

为什么不同年龄段的孩子都需要做视力检查呢？

这是很多家长都有的疑惑，现在有些孩子因为近视等眼部问题，很小就戴上了眼镜，给孩子的学习生活带来了不小的困扰，更给家长带来了很多焦虑、困惑和经济负担。因此，家长首先需要了解孩子视力发育的过程和特点。

人眼的视力发育过程和记录方法

人眼视力的表示方法有多种，常用的记录方式有 5 分法（标准对数视力表，我国自主设计）和小数记录法（国际通用视力表）。5 分法是我们国家独创的视力检查法，小数记录法是国际通用的检查法，两种方法的换算关系如下：

5.2——1.5　　5.1——1.2　　5.0——1.0　　4.9——0.8

4.8——0.6   4.7——0.5   4.6——0.4   4.5——0.3

4.4——0.25   4.3——0.2   4.2——0.15   4.1——0.12

4.0——0.1

人眼的视力从出生后的只能感觉到光，即光感，然后由光感到视觉发育成熟后的 1.0 以上，有一个逐渐发育的过程。孩子出生后 1 个月，视力仅为光感，靠嗅觉和触觉与父母交流；3 个月时，宝宝的眼球已经可以追随物体了，喜欢观察颜色；4 个月时，黄斑发育完全；5 个月时，视力范围为 0.04～0.08（视力比 0.1 还差）；1 岁时视力接近 0.2，3 岁时视力为 0.6 左右，5 岁时视力接近 1.0 左右。到 6 岁时，视力基本达到正常的 1.0 以上，与成人一致。到 9 岁时，对物体的立体视觉发育完全。应注意到，儿童的视力发育情况因人而异，有一定的范围，有早有晚，只要在合适的范围内即可。

因此，儿童需要做视力检查，目的是筛查出可能的视力异常，然后再进一步寻找原因，做到尽早治疗。

儿童视力检查时间越早越好

目前我们国家的近视防控工作从孩子出生后就开始了，早产或有吸氧史的儿童更需要及时进行。很多孩子的眼部问题，家长早期是很难发现的，等孩子长大了又错失了治疗时机，因此，应该给孩子从小就养成定期检查视力的习惯，比如，每测一次身高就可以检查一次视力或进行屈光筛查，这样就可以及早发现孩子的视力或屈光异常情况，出现问题及时治病，避免因错过视力发育和近视早期防控的关键期，而延误病情。

视力要多久查一次？

年龄不同，检查频次不同。

婴儿出生时一般都为远视眼。

0～3 岁的孩子，角膜曲率、晶状体、眼轴都在不断地生长变化。但婴儿尚不能识别字母和汉字，可以使用一些特定的图形和数字视标，或用鲜艳的颜色或图形分别观察左、右眼的注视和跟随反应，同时观察孩子在遮盖其眼睛时的反应。建议每 3～6 月对孩子进行一次视力检查。

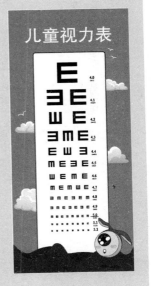

3～7 岁的孩子，建议家长在家里准备一张纸质的儿童手型视力表，慢慢地教孩子通过学手型来反映视力的情况。可以每个月在家检查一次视力，每 3 个月到医院做一次眼睛检查，每半年到医院进行一次睫状肌麻痹验光（散瞳验光）。视力和验光是两个完全不同的概念，视力和度数之间没有等量对等关系。人眼有一定的调节和代偿能力，对于孩子来说，调节代偿能力更强，以至于一些较小度数的近视和散光被掩盖。视力是主观检查，取决于孩子的配合和理解能力，如果孩子的视力低于相应年龄正常视力的低限，就要及时做散瞳验光检查。

7～12岁，晶状体屈光力和角膜曲率已经发育稳定，但眼轴仍在生长发育，而且这个年龄段的孩子处于学龄期，学习任务和近距离用眼逐渐增加，户外活动减少，再加上一些不正确的读写习惯，更容易诱发近视。所以建议每月检查一次视力，每半年做一次散瞳验光。

12～18岁时，孩子步入初高中阶段，学习任务和近距离用眼逐渐加重，户外活动进一步减少，用眼负荷达到高峰，建议家庭备用纸质视力表，每周检查一次视力，如发现视力下降应及时到医院就诊。

孩子年龄不同，视力检查的方法不同

2岁以内的孩子可以采用观察法和比较法。

正常情况下，1个月的宝宝眼睛怕见到光；2个月的宝宝眼球会随着物体动；4个月的宝宝喜欢看、触摸颜色鲜艳的物体；6个月大时能抓住身边的小物品；8个月的宝宝可以随大人的指向看物品，并且保持注视；1岁的宝宝已经可以准确指出五官的具体部位；到2岁时，能绕开障碍物行走。如果此时孩子视力有问题，会显得相对笨拙，行为动作相对迟缓。

平时家长也可以采取双眼比较的方法，即捂住孩子的一只眼睛，观察其反应，如果反应强烈，如哭闹或反抗，则为正常；如果没有这类反应，那被捂住的这只眼睛有可能存在问题。

3~5岁的孩子对形状、色彩都有了一定的识别能力，所以可以选用不同的图像或手势来检查儿童视力。为保证测试准确性，家长需要提前教会孩子认识动物形象，耐心教导其识别不同物体，并多次测查。

5岁以上儿童就可以使用成人视力表进行检查。如果孩子视力发育正常，5~6岁时视力可接近1.0左右。

> 视力的检查分为远视力检查、近视力检查，我们检查用的视力表通常是远视力检查，要求双眼分别进行。远视力采用国际标准视力表（1.0）或对数视力表（5.0）进行检查，让检查者在距视力表5米之处，眼睛平面与视力表1.0（5.0）那一行处在同一平面上，左、右眼分别检查，从上至下（视标"E"由大至小）依次进行指认，直至说错为止，记录相应上一行对应的视力。

孩子进入6~18岁的学龄期时，由于用眼负荷的逐渐增加，形成近视的风险也逐渐增大，定期及时的视力检查就显得更为重要。

因此，及时的视力检查可以帮助发现孩子视力有无异常，孩子从出生后到青春期结束这将近20年的时间，视力检查应贯穿其各个年龄段。

我们为什么
突然看不清楚了

近视是怎么回事

人眼就是一个复杂的光学系统

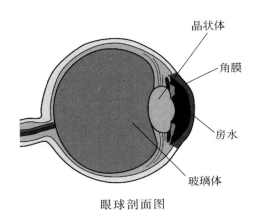

眼球剖面图

　　人眼由不同的光学结构组合，从而达到我们看清楚东西的目的，主要包括角膜、房水、晶状体、玻璃体和视网膜。

　　外界物体发出的光线通过角膜、房水、晶状体和玻璃体到达视网膜，即为眼球光学成像的过程。当光线投射到视网膜上形成影像，通过视神经向大脑传递信息，我们才可以感知到物体的颜色、形状、大小等，这也是我们人眼能清楚看到外界事物的过程。

而近视则是由于光线进入眼内后，经过角膜、房水、晶状体和玻璃体的折射，无法聚焦在视网膜上，而是聚焦在视网膜前方，因此，原本应该落到视网膜上的物像，现在形成了一道模糊不清的光斑，这就是我们常说的近视。

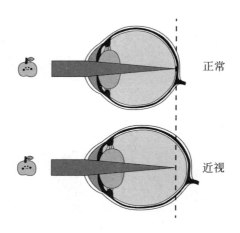

决定近视及其度数的三个关键因素

眼轴长度、角膜曲率和晶状体屈光力这三个参数共同决定了眼球的屈光状态。这三个参数也同样决定了一个眼球是否为近视眼，眼轴过长、角膜曲率太强或者晶状体屈光力太强，都会导致外界物体的物像在经过角膜、房水、晶状体和玻璃体折射的时候，无法正常聚焦落在视网膜上，而是落在视网膜前，导致近视。

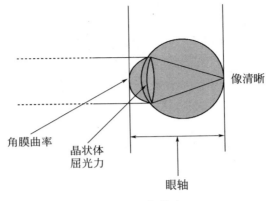

像清晰

角膜曲率

晶状体
屈光力

眼轴

眼球的屈光状态

不可不知的近视成因

目前近视的原因尚未完全明确，但比较肯定的是遗传因素和环境因素。

单纯性近视和病理性近视

近视可分为单纯性近视和病理性近视，按度数可分为以下几种。低度近视：<-3.00D（小于300度）；中度近视：-3.00D 至 -6.00D（300 度至 600 度）；高度近视：>-6.00D（大于600度）。

单纯性近视

单纯性近视多开始于儿童、青少年时期，发展至一定程度后会保持相对稳定，一般在-6.00D（600度）以下。单纯性近视的原因有很多，大多与环境因素和不良的用眼习惯有关，如长时间不正确坐姿读写和近距离用眼、缺乏户外活动等，少部分与遗传有关。

病理性近视

病理性近视多开始于儿童时期，持续性加重，发展快，到成年后稳定或继续加深，最终大多在－6.00D（600 度）以上，有明显的眼球及眼底病理性改变。

病理性近视具有一定的遗传性，单基因遗传是它的主要遗传方式，其中又可以分为常染色体显性遗传、常染色体隐性遗传、性连锁隐性遗传。相关研究调查结果显示，常染色体隐性遗传是病理性近视中最为常见的一种遗传方式。病理性近视还具有一定的家族聚集性，在很多家族中，每一代多个个体，他们的孩子近视发病率接近一半，常染色体显性遗传的可能性比较大。有部分病理性近视家族仅男性发病，女性为携带者，较可能为性连锁隐性遗传。

遗传因素

近视的家族聚集性

有专家做过调查研究，结果显示，近视的发生有一定的家族聚集现象，孩子近视的发生率与父母双亲近视病史有关，父母双方如果都近视，那么他们的孩子发生近视的可能性要比父母只有一方近视的孩子可能性高，而父母双方都没有近视的孩子近视发生的可能性最低。因此，单纯性近视中的高度近视或病理性近视有遗传倾向，家长们一定要警惕！

近视存在种族差异

近视的发生也存在一定的种族差异，其中近视发生率最高的是黄种人，其次是白种人，最低的是黑种人。

环境因素

与近视发病相关的环境因素主要有以下四个方面。

近距离用眼

1. 受教育程度　有研究表明近视发生率与学生受教育程度有关，2018 年 12 月我国近视抽查数据显示，小学生近视患病率为 36%，初中生为 71.6%，而高中生为 81%，这些数据显示青少年近视的发生率与受教育程度有关，说明近距离用眼在青少年近视的发生中起着十分重要的作用，近距离用眼时间越长，近视发生率越高。

2. 职业特殊要求　对用眼需求较高，需要长时间用眼，从事近距离或精细操作的工作，如针织刺绣、钟表修理工等职业，发生近视的可能性就要明显高于一般的体力劳动者。

3. 城乡差别　近视的发生率有明显的城乡差异，城市学生的近视发生率明显高于农村，因为城市学生的作业负担和近距离用眼负荷较重，农村近视发病率低除了近距离用眼较少外，还可能与农村视觉空间较城市空旷或有较多的绿色植物、色彩更为丰富有关。

户外活动时间

新近的研究表明，户外活动多的孩子近视发生率低，可能与两个因素有关：一是户外比较空旷，眼睛受到的刺激会小一些；二是因为户外光照比较充足，不同性质的光谱对视觉的发育可能有一定的影响，初步的研究结果表明这与多巴胺的分泌有关。

有相关专家抽取了 10353 名中小学生，对其进行问卷调查，调查结果也显示，在排除了每天课外连续读书写作业时间、终端视频使用时间、不良读书姿势等因素后，每天户外活动＞1 小时的学生，其近视发生率远低于户外活动＜1 小时的学生。

视觉环境因素的影响

1. 照明　阅读环境的光线太亮或太暗、光源不稳定、在阳光直射下阅读等都不利于眼睛的健康，有研究发现，在同样的距离下看书，光线高于或者低于正常光照强度与近视的发生发展也有一定的关系。而且，随着科技的进步、时代的发展，各种高科技设备越来越多，例如手机、电脑、平板、游戏机等，儿童接触这些设备的机会也越来越多，长时间使用这些电子产品，同样不利于儿童视觉发育。

2. 阅读视标的大小、繁简度、清晰度、对比度　字体不清、过小或过大对眼球视觉成像都有一定的影响，其机制可能是影响了眼球的调节，使物体图像无法准确地落在视网膜上。因此，建立并落实青少年视觉环境的标准对青少年近视的防治具有十分重要的意义。

营养因素

随着生活水平的提高，孩子偏食、挑食的现象越来越严重，这可能导致营养元素不均衡，影响眼球或视觉通路的发育。

有相关专家抽取了 752 名中小学生，对其进行问卷调查，通过调查结果发现，婴儿时期的喂养情况与近视的发生无关，这可能与当前的医疗条件大大提升有关，而生长发育中的中小学生的营养情况与近视的发生有关，可能与目前学生不良的饮食习惯，如挑食、爱吃甜食、大量食用油制食品等情况有很大关系，不良的饮食习惯对眼睛屈光度的改变有一定的影响，家长要适当关注孩子的营养搭配。

不可不知的近视危害

很多人对于近视不太重视，觉得近视了戴个眼镜就好了，其实不是的，近视还是有很多危害的。

极易患眼部疾病　近视的人其白内障、青光眼的发病率高于正常人，更容易诱发各种眼部疾病，很多并发症通常会随着屈光度的加深及年龄的增长而加重，严重者还会致盲。例如，在近视的人中，开角型青光眼患病率为正常人的 6～8 倍，在开角型青光眼中，近视者占 46.9％，眼轴短于 25.5 毫米者开角型青光眼患病率为 2％，25.5～27.4 毫米者为 6％，27.5 毫米以上者为 15％；而且近视者视网膜脱离发生率 8 倍或 10 倍于正常人，原发性或孔源性视网膜脱离中，近视者所占比例可高达 70％以上，近视度数在 400 度以内者，视网膜脱离患病率为 4％，400～800 度者，视网膜脱离患病率为 13％，800 度以上者，视网膜脱离患病率为 26％，而且，近视还会导致弱视及斜视的出现。

影响身体和心理健康　近视更容易引起自卑、焦虑、抑郁等心理问题；近视的人由于戴着眼镜，在运动方面会受到一定的影响，缺乏运动会对身体健康造成影响。

环境对眼睛造成的损害很大一部分是源于机械性损伤造

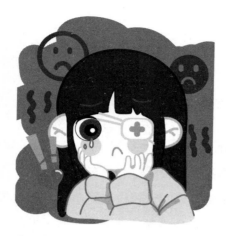

成的眼外伤，而且我们发现大部分的眼外伤实际上都发生在日常生活中。对于戴眼镜的人群来说，一旦发生眼外伤，那么镜片无疑会使伤势雪上加霜，早在 1972 年，美国国家食品和药品监督管理局规定：配发不符合抗冲击指标的眼镜镜片是非法的。此后，许多国家也都陆续就眼镜片抗冲击性能的指标制定相应的标准，但即使是佩戴具有一定抗冲击性能的眼镜，也只能在一定程度上减少这种伤害，而无法彻底避免。据研究表明，因体育运动造成的眼外伤占眼外伤总数的10% 左右，特别是足球、篮球、棒球、橄榄球等，因为这些运动中产生的高速、高能量的冲击远远超过眼镜片材料所能承受的极限，而在实际生活中，镜片破碎的意外伤害时有发生，因此，无论是在体育运动还是平常生活中，戴眼镜的人还是要注意眼睛的保护。

遗传　近视会遗传，如果父母双方不近视，子女近视的比例为 24.5%，父母一方近视，子女近视比例达 50%，父母双方都近视，子女近视的比例高达 90.9%。我们无法选择自己的父母是什么样子的，但是我们可以选择长大之后成为什么样的父母，我们自己的眼睛更健康，孩子的眼睛就可能更健康。

影响学习和生活质量　近视之后，眼睛更容易干涩和疲劳，精神难以集中，眼睛需要更多的休息时间，不戴眼镜看不清，戴上又各种不方便，严重影响了学习、生活及工作质量。

近视后视力不佳，佩戴眼镜是再正常不过的事情，但随之而来的烦恼也不会少，尤其是冬天，对于戴眼镜的朋友来说更是个灾难，进暖和的地方镜片上一层雾，喝口热水、吃碗面条更是瞬间"失明"，佩戴口罩＋眼镜的组合，更是分分钟雾里看花，严重影响视觉质量和视野，给我们的生活和工作带来极大的安全隐患。

影响就业问题　有很多行业或职业对裸眼视力要求很高，近视的人无法从事这些职业，也就是说，近视人群比正常人少了很多职业选择机会，例如，航天员要求裸眼视力不低于5.0，飞行员要求裸眼视力不低于5.0，船长要求裸眼视力不低于5.0，特警要求裸眼视力不低于4.8等。

2014年《应征公民体格检查标准》中对眼睛方面的要求为：初中文化程度人员右眼裸眼视力不低于4.9，左眼裸眼视力不低于4.8；高中文化程度人员右眼裸眼视力不低于4.7，左眼裸眼视力不低于4.5；大学专科文化程度人员右眼裸眼视力不低于4.6，左眼裸眼视力不低于4.5。到了

2021 年《应征公民体格检查标准》中对眼睛方面的要求标准降低为任何一眼裸眼视力不低于 4.5，矫正视力不低于 4.8 且矫正度数不超过 600 度。可见，随着近视患病率的逐年升高、近视人群的逐年增长，我国对应征公民的要求也在不断降低。当然，如果有着一个参军梦，但眼睛方面没有达到标准，也可以选择做准分子激光手术或者晶体植入手术来矫正近视，从而实现我们的梦想。

影响形象　中高度近视会导致眼眶变深，眼球突出，鼻梁变塌，颧骨变高，影响容貌。

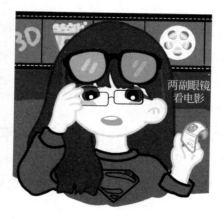

两副眼镜看电影

　　近视的危害还是不少的，因此，让孩子从小养成良好的用眼习惯，保护好眼睛。

防近视，远视储备很重要

为什么孩子会近视？因为视力银行的远视储备金用完了……

　　大家好，我是视力银行，每个人在出生之后，都会从我这里领取一定额度的远视储备金，例如，3岁左右的小朋友能获得最高300度的远视储备金（当然，每个人所能领取的额度不同，这和遗传因素有一定的关系）。所以，小朋友刚出生时基本都是远视眼。随着年龄的增长，小朋友们也在慢慢地成长，在这个长大的过程中，会不断地消耗自己的远视储备金。在18岁能够自力更生之前，如果远视储备金能够刚好用完或者略有余额，这样你就会拥有正常的视力，去探索美好的未来。而近视，就是在你成长的过程中，过快地使用了远视储备金，还没能够自力更生，远视储备金却已经因为过度用眼而全部消耗了，甚至开始透支，这样就会发展成近视。据相关调查结果显示，如果孩子们在6~8岁的时候，远视储备金还不到50度，那么这一部分小朋友有85%的可能性在2年后会发展成近视状态；远视储备金不足100度的孩子，有50%的可能性在2年后发展成近视状态。

很多人不知道自己出生后会从视力银行领取远视储备金，也不懂如何使用这笔"资金"，所以就会早早地戴上了眼镜。相比较于眼睛开始出现症状，了解正常状态下的远视储备，才是预防近视的关键。

什么是远视储备

一般小孩子刚出生时都是远视眼，为确保到成人的时候，大家都能有一个正常的视力去探索未来，我们的视力银行都会给 3 岁左右孩子一定的远视储备金，通常不高于 300度，以此来保护孩子们的眼睛，这一部分远视度数属于正常的生理性远视储备。

随着孩子们的不断生长发育，这一部分远视储备金会不断地被消耗，眼睛也会逐渐趋于正视化，即从具有一定生理性远视储备逐渐发展到正视状态（即正视眼）。到了成年之后，孩子们的生长发育逐渐趋于稳定，不再变化，那么每个人剩余的账户额度一般不会再变化。

不同年龄段儿童视力"正常"水平不同

根据视力银行的经验，为预防近视发生的风险，儿童在每一年龄阶段都应保有相应充足的远视储备金额度。

通常情况下，远视储备充足，视力即是正常的。根据相关研究调查结果显示，不同年龄阶段的孩子视力正常水平不同，远视储备也不同。不同年龄段孩子视力发育水平的参考值范围：3～4岁，视力不小于0.6；5～6岁，不小于0.8；7岁及以上，不小于1.0。

远视储备金是否可增值

不可以。

每个人视力银行里的远视储备金额，出生之后都是定额，只会被不断消耗，越来越少，我们能做的只有健康用眼、合理开支、延缓消耗速度。如果正常使用的话，这份储备金能够确保我们用到成年，但如果用眼不健康，盲目消费，可能就会在成长过程中的某一个阶段花光这些储备金，余额为零，在后续的成长过程中不断透支，账户余额就变为负数，视力下降，就变成了近视眼。

近视除了会导致看东西模糊、干涩、疲劳、注意力不集中、头晕、不方便做剧烈运动之外，还会影响未来的职业选择。不过，危害最大的还是眼底，高度近视患者不仅更容易发生各种眼部疾病，导致不可逆的视力下降，到了后期，即使戴了眼镜也看不清楚，甚至失明。

远视储备是如何被快速消耗的

我们平时的日常生活会消耗一部分的远视储备，但除此之外，一些不合理的用眼方式会以更快的速度消耗我们的远视储备，导致远视储备金额不能让我们顺利成长到成年阶段。

过度消耗远视储备的生活习惯主要有：缺乏户外活动或户外活动时间太短、长时间高强度的近距离用眼，包括过度使用电子产品及沉重的作业负担；平时睡眠不足、饮食习惯不好等。随着儿童青少年眼健康指数不断下降，近年来，很大一部分人群远视储备金的消耗速度都出乎我们的意料，更有一大批 6～8 岁的儿童，他们的远视储备金额已经消耗殆尽，后期肯定会发生近视，而近视一旦发生，就无法治愈或逆转。

远视储备低的孩子怎么办

如果我们已经知道孩子的远视储备金没有达到相应年龄阶段的正常参考值，那我们的孩子就需要比其他孩子更注意日常用眼习惯，降低消耗速度。针对以上情况，我们给了大家几条建议。

"目"浴阳光

充足的户外活动是预防近视最有效的方法。据相关调查报告显示，上学期间，中小学生的户外活动时间最好不少于每天 2 小时，幼儿园的小朋友户外活动时间最好不少于每天 3 小时，到了假期，所有的儿童、青少年人群户外活动时间每天不少于 3 小时。如因疫情防控需要，无法进行充分的户外活动，我们也可通过窗户、阳台以及自家庭院接触户外阳光。

连续近距离用眼时注意休息

中小学生建议连续近距离用眼 30～40 分钟至少休息 10 分钟，即"3010"法则；幼儿园连续近距离用眼 15～20 分钟至少休息 10 分钟，即"2010"法则。

如非学习需要，尽量不用电子产品

一些日常的电子产品中，对我们眼睛伤害程度最大的是手机，其次是电脑、电视。在我们使用电子产品时，眼睛眨眼次数减少，更容易导致眼睛干涩和疲劳。如需线上学习，建议使用电子产品学习 30～40 分钟，休息远眺放松 10 分钟。如果不是为了学习，平时使用电子产品时单次不超过 15 分钟，每天累计不超过 1 小时，6 岁以下儿童要尽量避免使用手机和电脑。

保持良好读写姿势

坚持"三个一"，即"一尺、一拳和一寸"：眼睛距离书本一尺，胸口距离桌沿一拳，握笔的手指距离笔尖一寸，家长应提供适合孩子身高的书桌椅，并及时督促孩子保持良好的习惯。而且学龄前孩子由于手部肌肉力量不足，建议不要大量练习写字。

在良好的视觉环境下用眼

使用台灯时，要保持良好的照明情况，台灯放置于写字手的另一边，确保顶灯同时打开。不在暗处看书，不趴着、躺着看书。

均衡营养

多吃水果蔬菜，少吃甜食和含糖饮料，不挑食、不偏食，荤素合理搭配。

确保充足睡眠

要保证充足的睡眠时间，小学生每天睡眠时间要达到10小时，初中生每天睡眠时间要达到9小时，高中生每天睡眠时间要达到8小时。有研究结果显示，睡眠时间越少、夜晚睡眠时间越晚都会增加近视的发生风险。

定期检查眼睛

如果发现孩子视力不良，出现看东西模糊、歪头等现象，要及时带孩子到正规医疗机构就诊，必要时在医生指导下采取合理的干预措施。

如果远视储备消耗速度比较慢，也不是一件好事情，容易带来视功能不正常，譬如一个10岁的孩子还有300度远视，这就属于视觉发育滞后，同样也需要进行合理干预。

眼部体检很重要

定期的眼部体检是很有必要的，目的是变被动发现为主动预防。在日常生活中，我们建议孩子们每年至少要进行眼部检查2次，以便及时确定孩子们的视力是否正常、远视储备是否充足。如果初步检查后怀疑孩子的眼睛有问题，必要时还需要在医生的指导下，给孩子进行散瞳验光检查（通常12岁以下儿童需要通过散瞳验光消除眼睛调节力，才能获得准确度数），明确孩子的远视储备量，以便后续我们可以采取更好、更科学的方法预防孩子的近视。

视力银行每年会按照政府部署，定期派遣"筛查师"到幼儿园和中小学校采集儿童青少年远视储备初步数据，大致判断远视储备是否充足，并发放告知书给家长，各位家长一定要阅读噢！

预防近视，从养成
良好的习惯开始

众所周知，在当前的医疗技术条件下，近视不能被治愈。

儿童、青少年时期可以通过户外活动、养成良好的用眼习惯、定期检查眼睛等方法预防、控制和减缓近视。

眼睛作为我们身体重要的器官之一，每天会持续工作十几个小时，由于现在电子产品的普及，眼睛的负担也越来越重。众所周知，习惯的力量是强大的，当养成一些不良的用眼习惯后，视力会很快出现问题，当视力出现问题之后，大多数人依然想依靠科技以及外在的因素解决问题，各种各样恢复视力的方法层出不穷，但结果往往总是不如人意。因此，在这里教大家如何正确用眼，养成正确的用眼习惯，帮助孩子们保护好眼睛。

户外活动——防近视的"最佳武器"

户外活动——防近视的关键

与灯光光线相比，人类的眼睛更适应自然光线。孩子需要保证足够的户外活动时间。那么，户外活动时有哪些问题需要注意呢？

足够的光照强度

白天没有足够的时间，能不能晚上出去户外活动？夏天太阳光照太强，在宽敞明亮的室内活动可以吗？事实上，户外活动与其形式无关，关键在于暴露在自然光下。只要在户外阳光的环境下，即使散步等也能有效预防近视。

足够的活动时间

每天户外活动的时间应≥2小时，能超过3小时更好。且户外活动时间可以累积，建议孩子利用课间和课外活动时间多进行户外活动，接受自然光照。

合适的频率

如果周内时间不够，可不可以利用周末休息时间都待在户外？周末鼓励孩子在有条件的情况下尽可能多地进行户外活动，也能达到身心放松的效果。虽然周内户外活动时间对于学龄期的孩子来讲比较不容易实现，但是可以将户外活动时间分次累加，比如将上学前时间、课间休息、体育课、下午放学时间等充分利用，满足每日 2 小时以上即可，这样预防近视的效果更好。因此，将户外活动时间均匀分配到每一天，效果是最理想的。

户外安全用眼

户外活动有助于预防近视，但同时也要注意眼睛的保护，谨防外伤的发生。比如，避免眼睛直视太阳光，适当进行防晒保护。在进行轮滑、自行车、滑雪等项目时，最好能佩戴护目镜，提高对眼睛的保护意识。

合理用眼的"3 个 20 原则"

在长时间近距离用眼时，一般建议"3 个 20 原则"，即：

20 分钟——连续近距离用眼，不超过 20 分钟；

20 英尺——休息时远眺 20 英尺远（约 6 米远）；

20 秒钟——每次放松双眼时长 20 秒钟。

良好的坐姿和阅读习惯——
防近视的"基本武器"

坐姿习惯

中小学生正值成长发育高峰期，家长、老师稍不留意，他们就很容易出现健康问题，对其造成影响，比如常被大家忽略的坐姿，正在对青少年的成长发育产生着极大的危害。

以下几种中小学生常见的坐姿，您注意到了吗？

跷二郎腿；

离书桌很近，写字趴在桌子上；

靠在床上看书玩手机；

蜷缩在沙发上看书；

歪头。

不良坐姿对孩子产生的危害

① **近视、斜视等问题** 坐姿不当会对孩子视觉发育造成很大的影响，随着孩子的长大，问题会变得更加严重。

② **严重的脊柱问题** 孩子每天学习时间较长，其肌肉力量远不如成年人坚强，不正确的坐姿容易引起脊柱侧弯等问题。

③ **驼背** 孩子长期**含胸**，头部前倾，埋头写字会对脊柱造成压迫，从而形成驼背。

④ **影响学习** 脊柱侧弯会压迫到孩子的神经。长期驼背的孩子，颈椎曲度慢慢变小，从而出现**头晕、头痛、无法集中注意力**等问题。

正确的坐姿是怎样的

① **坐姿一定要端正** 切记不能弯腰驼背，看东西时靠得太近或者趴着看东西，都会令眼的调节功能不断加强，睫状肌不断收缩，从而引起眼睛的紧张和痉挛等问题，诱发近视。如果时间过长，使得被过分牵拉的脉络膜不能恢复到原来应有的状态，从而逐渐失去固有的弹性及缓冲力量。

② **一定要选择适合自己坐高的桌椅** 坚持做到"三个一"：眼睛离书本一尺，胸口离桌边一拳，握笔的手指离笔尖一寸。最后，家长、老师可以用这首《坐姿歌》来督促孩子：

头正肩平脚着地，

眼离书本一小臂。

胸到桌边有一拳，

手距笔尖两指远。

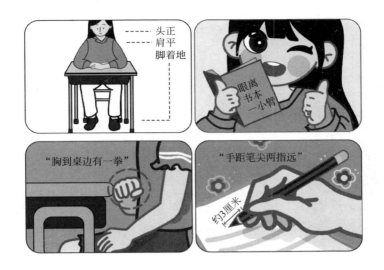

如何培养孩子正确的坐姿习惯

① **学习正确的坐姿**，让孩子明白正确坐姿的好处。

有的孩子不明白正确坐姿的好处，家长在监督孩子时，可以拿榜样举例，让孩子真正愿意去保持正确的坐姿，例如："看，解放军叔叔腰杆挺得直直的，多有精气神呀，你坐直了看书写字也会像解放军叔叔一样有精神，而且他们都不用戴眼镜，也不会驼背，是真正的顶天立地的男子汉，非常威武。"孩子有了榜样可以学习，会慢慢地形成自己的好习惯。

② **家长要随时提醒孩子坐好**　随时监督并提醒孩子的坐姿是每位家长的责任，在孩子坐姿不正确时要随时纠正，监督孩子保持正确的坐姿。

③ **为孩子创造适宜的学习环境**　家长应该为孩子提供与其身高、体重相匹配的学习桌椅，不要让孩子坐在柔软的沙发或床上看书及其他电子产品，不要让孩子过多地依靠垫背。

④ **如何纠正孩子的不良坐姿**　在这里要提醒父母，一旦发现孩子出现坐姿不良并且纠正不过来时，首先要去医院检查确认孩子是否身体发育异常，而不是一味地去批评，并反复强制孩子去改正。可以适当增加孩子的运动量，比如跑步和蹲下起立，另外，可以多尝试单双杠。尤其运动前做一些伸展动作，有针对性地锻炼腰和腿部肌肉的力量，有条件的孩子可以试着举一些较轻的杠铃。

阅读习惯

常见不良阅读习惯

长时间近距离用眼；

歪头斜脑看书；

在摇晃的车厢里阅读；

走路时阅读；

趴床上阅读；

在暗室阅读。

不良阅读习惯对孩子的危害

① **歪头斜脑看书**，容易造成**斜视**等眼部问题。

② **趴床上或躺床上看书**，距离过近，容易造成**近视**，而且趴床上时人体重心在两个胳膊肘上，时间长了会对身体健康造成影响；躺着阅读时思想容易放松，身体容易疲惫，**影响阅读效率**。

③ **在摇晃的车上看书时**，为了看清楚，眼睛不断地进行调节，这样容易造成**视疲劳**等症状，对眼睛的伤害非常大。

④ **低头阅读**，长时间会造成**颈椎病**等疾病。

⑤ **上厕所时习惯性阅读**，造成如厕时间相对较长，长此以往可能会得**痔疮**等疾病。

什么是正确的阅读习惯

阅读时，双眼要平视，每次读写连续用眼时间不宜超过40分钟。每阅读30～40分钟，应该远眺10分钟。因为在看远处物体时调节放松（双眼处于放松状态），看近处物体时调节紧张（双眼处于紧张状态），看近物时物体焦点处于视网膜黄斑之前，呈现近视状态。近年来，国内外多篇论文报道，如果看近物30分钟以上，闭眼休息的话，眼球仍然处于近视的状态，焦点挡在黄斑的前边，被视为黑焦点现象，相关文献报告，为 $-0.50D～-1.50D$，并不利于眼球的休息。

坚决不歪头斜脑看物或写作，如果是习惯问题必须改正。更重要的是握笔姿势！握笔时，在不歪头斜脑的前提下，双眼必须等距离地看清笔尖和文字！不必强求姿势的统一，因为每位儿童的手指和手腕的发育不尽相同；每天认真做眼保健操；坚决禁止在走路、平躺、摇晃的车厢里、光线微弱或阳光直射等情况下阅读。

如何培养孩子正确的阅读习惯

① 告诉孩子学习时正确的阅读与写字习惯，阅读时眼睛与书本距离不小于一尺（33 厘米），连续近距离用眼 30～40 分钟，应休息或远眺 10 分钟；减少近距离用眼，尤其减少持续的近距离用眼时间可预防近视的发生和发展。

② 家长有责任随时监督并提醒孩子，在孩子阅读习惯不正确时随时纠正，促使孩子养成良好的阅读习惯。

良好的电子产品使用习惯——
防近视的"辅助武器"

电子产品是把双刃剑

电子产品的"利"

在电子产品时代，网络无异于一本百科全书，电脑通过语言、图画、视频和模拟画面，把孩子带入了一个神奇的世界，丰富了孩子的知识面；电子产品使人与人之间的沟通更加方便、简单和便捷，使我们的生活更加便利。

电子产品的"弊"

但是长时间近距离地使用电子产品对视力损害极大，尤其是儿童和青少年。电子产品因为电子屏的光线太暗或过强、字符不清晰、距离太近、室内照明条件不达标、使用时间太长等因素会加快近视的形成，特别是对于婴幼儿，眼睛的屈光等调节系统尚未发育完善，无法适应强光的直接刺激，不断变化亮度的屏幕画面会使孩子的眼睛疲劳，导致近视。而且有时为了看得更清晰，有些孩子会不由自主地出现歪头姿势，引起斜视。

对于电子产品，家长们应该秉持"不拒绝、不依赖"的态度，充分利用电子产品有利的一面，但同时也要尽可能避免电子产品的弊端。

电子产品的选择

电子产品的选择很重要，首先应尽量选择屏幕尺寸大的电子产品，有条件的可以使用投影仪，这样才有可能让孩子在大于3米处观看，避免近距离用眼。其次要选择分辨率高的电子产品，减少眼疲劳。最后要将屏幕亮度调到合适、舒服的状态，切记不能太刺眼。

科学合理使用电子产品

① 家长应限制孩子使用电子产品的时间，提醒孩子使用15分钟电子产品后远眺10分钟。

② 控制孩子在家每天使用电子产品的时间，每天累计不能超过1小时。

③ 不要让3岁以下孩子使用电子产品。

④ 监督孩子，严禁孩子将个人手机、平板电脑等电子产品带入学校。

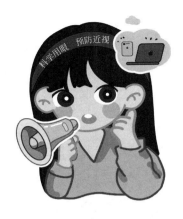

与孩子协商电子产品的使用方案

　　家长应与孩子一起平等讨论电子产品的使用方案，与孩子坐下来一起制订计划，与孩子一起确认每天使用电子产品的时间（不能超过 1 小时）。若孩子 1 天之内电子产品使用时间达到 1 小时之后自觉收起来不再使用，此时家长可以给予孩子适当的表扬和奖励。

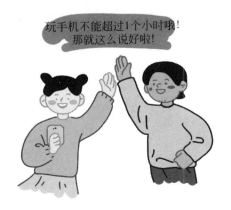

制定电子产品使用规则

规则的制定要有满满的仪式感，约定好的协议要家长和孩子双方都签字，贴在家中醒目的地方，在坚持履行的过程中，时刻提醒孩子对自己负责。

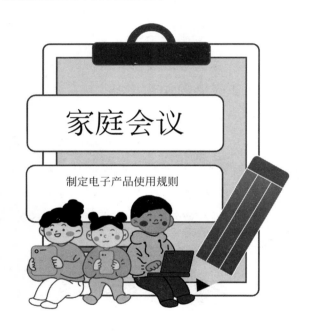

营养均衡的膳食习惯——
防近视的"储备库"

增加近视发生率的不良饮食习惯

过多食用甜食

青少年多喜欢吃甜食，过量食用甜食容易造成身体中的钙元素含量减少，而钙是眼球发育必需的营养元素。

过多食用过于精细的食物或者偏食、挑食

加工越精细的食物，营养素（尤其是微量元素）的损失越严重，过多食用这些食物以及偏食、挑食会导致营养摄入失衡，无机盐和维生素摄入不足。

吃硬质食物过少

吃硬质食物能促使面部肌肉（尤其是支配眼球的肌肉）的运动，从而有效地发挥调节眼睛的作用。

大量食用油炸食品

油炸食品（特别是多次油炸或用反复多次使用的油炸出的食品）含有一些特殊的化学物质，这些物质会对眼睛产生不利影响。相关调查表明，近视患者摄入的甜食和油炸食品往往较其他人要多。

良好饮食习惯养成记

① 不挑食，营养均衡，多吃水果和蔬菜。

② 适当补充富含维生素 A 的食物，比如胡萝卜、白菜、黄豆、豆芽等，以及蛋类、动物的肝脏和奶制品等。电子产品使用过多，视网膜上的紫红质会被消耗掉，而紫红质主要由维生素 A 合成。维生素 A，也叫视黄醇，是形成视觉的重要物质，参与合成视网膜内的视红质，还可促进上皮细胞分化与生长，可增强机体对传染病的抵抗力。

③ 适量补充富含维生素 B_2 的食物，比如奶及其制品、禽蛋类、豆类及其制品、谷物、绿叶蔬菜、黄豆以及豆芽等。体内缺乏维生素 B_2 时，容易发展为近视，并且可有畏光、流泪、视疲劳、角膜充血及血管增生等症状。维生素 B_2 又称为核黄素，属于水溶性维生素，可参与构成许多重要的辅酶，参与碳水化合物、脂类和氨基酸的代谢，因而维生素 B_2 缺乏会影响许多组织的代谢，包括眼部。

④ 定时定量吃饭。孩子按时定量吃饭，两餐间隔差不

多在 4～6 小时之间，使得肠胃能够对食物进行有效的消化和吸收。

根据孩子的食量给予适量的饭菜，千万不能一味要求孩子吃多，更不能让孩子暴饮暴食，也不能让孩子过多食用零食，这会影响孩子的饮食习惯。

缓解视疲劳的小技巧

高质量做好眼保健操

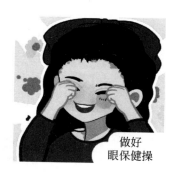

做好
眼保健操

预备

首先要放松，轻闭双眼，身体坐直，肩部和腿部放松，放松心情，深呼吸 2 次。

按揉攒竹穴

用双手拇指螺纹面分别按在两侧攒竹穴（定位：眉毛内侧端）上，其余手指自然放松，指尖抵在前额上。随音乐口令有节奏地按揉穴位，每个节拍一圈，做 4 个八拍。

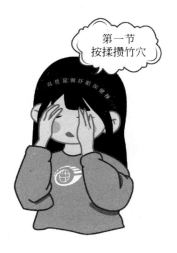

按压睛明穴

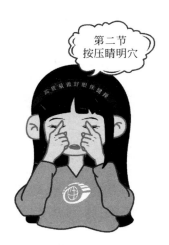

用双手食指螺纹面分别按在两侧睛明穴（定位：内侧眼角稍上方，按压有一凹陷处即是）上，其余手指自然放松、握起，呈空心拳状。随音乐口令有节奏地上下按压穴位，每个节拍一次，做 4 个八拍。

按揉四白穴

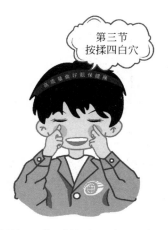

用双手食指螺纹面分别按在两侧四白穴（定位：正视前方，瞳孔直下，眼眶下方凹陷处）上，拇指抵在下颌处，其余手指自然放松、握起，呈空心拳状，有节奏地按揉穴位，每个节拍一圈，做4个八拍。

按揉太阳穴，刮上眼眶

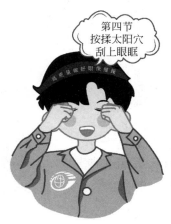

用双手拇指的螺纹面分别按在两侧太阳穴上，其余手指自然放松、弯曲。先按揉太阳穴，每个节拍一圈，揉四圈。然后，拇指不动，用双手食指第二节内侧面，稍加用力从眉头刮至眉梢，两个节拍刮一次，连刮2次。如此交替，做4个八拍。

按揉风池穴

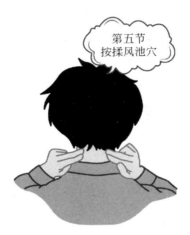

第五节
按揉风池穴

用双手食指和中指的螺纹面分别按在两侧风池穴（定位：正坐，后头骨下两条大筋外缘凹陷处，与耳垂齐平处即是）上，其余三指自然放松，有节奏地按揉穴位，每个节拍一圈，做4个八拍。

揉捏耳垂，脚趾抓地

用双手拇指和食指的螺纹面捏住耳垂正中的眼穴，其余三指自然并拢弯曲。用拇指和食指有节奏地揉捏穴位，同时用双脚全部脚趾做抓地运动，每个节拍一次，做4个八拍。

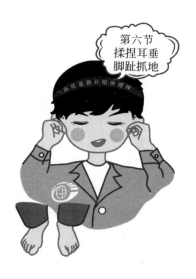

专注于某一件事情时提醒自己多眨眼

每分钟眨眼保持在 12～16 次，让泪液充分湿润眼睛。也可以用干净的热毛巾放在闭着的眼睛上，刺激泪腺的分泌，促进眼的血液循环。若上述方法不能缓解视疲劳，请尽快到医院就医，在眼科医生指导下使用相关药物。

注意：学习或工作长时间用眼时，记住按下暂停键，眨一眨眼睛，因为在每次眨眼睛时，泪腺会受到挤压，分泌泪液，从而防止眼睛干燥。

分次休息，减少干眼

对着电脑工作 1 小时后，可转动眼珠 20 秒。具体做法

为：双手托腮，让眼球按上、下、左、右的顺序转动 10
次，接着再逆时针转动 10 次。也可凝视远方，寻找一处
10 米外的草地或绿树，不要眯眼，也不要总眨眼，集中精
力、全神贯注地凝视 25 秒，并辨认草叶或树叶的轮廓。也
可在学习桌上放一加湿器，增加周围空气湿度，降低眼睛干
涩程度。

热敷有助于缓解视疲劳

视疲劳时通常可以热敷，因为热敷可以起到促进局部血
液循环的功效，并且还可以放松眼部肌肉。蒸汽眼罩可以起
到热敷的作用，如果没有蒸汽眼罩，热毛巾也完全可以。热
敷的时候注意不要烫伤。将干净的毛巾放到热水中浸泡后再
拧干敷在眼睛上，一般持续 15～20 分钟即可。

加强运动、劳逸结合

保证良好的睡眠质量以及睡眠时间，并且适度运动，当
身体体魄强健之后，整个身体的机能处于良好的状态，眼睛
机能也会变得非常旺盛，处在最好的状态下就不容易疲劳。

药物治疗视疲劳

除了改善日常的用眼习惯，在某些时候，我们还需要用

到药物治疗，但是市面上的眼药水种类繁多，并不是每一种都适合我们用，所以一定要在眼科医生的指导下科学使用相关药物，一旦选错了会对我们的眼睛造成不可逆转的损害。

中医治疗视疲劳

研究表明，中医对于视疲劳的缓解和治疗有一定的作用，比如中药敷贴、熏灸、眼周穴位按摩等。

定期检查视力

为什么要定期检查视力

近视的形成是一个从量变到质变的累积过程，初期往往不自觉，直到孩子上课时实在看不清楚黑板上的字，才告诉家长，等家长再带孩子去检查时，其视力下降往往已经比较严重了。

青少年时期是眼屈光发育的关键时期，眼球生长发育快，眼轴增长快，往往几个月时间近视就能增长 100～200度，所以，定期检查视力可以做到近视的早预防、早发现、早干预、早治疗。

定期检查视力时，如果是高强度近距离用眼引起的假性近视，可以通过一些干预措施恢复视力；如果发现视力下降或出现其他症状，可尽早干预，控制近视的发生和发展；如果视力良好，要做到正确防控，预防近视。

每一阶段的正常视力是多少

出生时：视力为光感，能感觉光的存在，对红色较敏感。

3 个月时：视力基本能达到 3.3，此时能感觉到黑与白的反差，初步具有双眼注视与固视的能力。

6 个月时：视力基本能达到 3.6～3.9，孩子眼睛开始追踪物体，开始建立色彩和立体视觉，开始认知并记忆生活中的常见符号。

8 个月时：视力基本能达到 4.0（0.1），对于眼前突然消失的物体，会出现寻物反应，眼手动作比较协调。

1 周岁时：视力基本能达到 4.3（0.2），孩子视觉观察与认知能力迅速发展，逐渐认识并记忆文字。

3 周岁时：视力基本能达到 4.8（0.6）。

4 周岁时：视力基本能达到 4.9（0.8）。

6 周岁时：视力基本可以达到 5.0。

视力异常怎么办

如果家长发现或者学校体质检查时告知家长孩子视力异常，此时就需要高度重视，具体怎么做呢？

① 需要**复测视力**，排除孩子调皮不配合等原因外，若孩子确实存在视力异常，则需要到专业的医院眼科或眼视光中心就诊，进行散瞳验光等。

② 若专科医院进行相关检查后确诊孩子为近视，家长首先需要明确近视的成因和发病机制，一般认为近视是多种因素导致的，因此，**尚无一种方法能够完全解决青少年近视**

度数不断增长的问题。

目前，常用的、可靠的近视矫治方式包括传统的框架眼镜、渐变多焦点框架眼镜、旁中心离焦框架镜、角膜塑形镜、渐变多焦点软性角膜接触镜、低浓度阿托品眼药水等，家长应听从专业医生的建议，为孩子选择最合适的方法进行矫正。

建立视觉健康档案——及早发现视力异常

什么是视觉健康档案

视觉健康档案就是对眼球的发育过程做一记录，连续跟踪孩子眼球和身体的发育情况，当这些指标异常向近视化发展时，能及时发出"预警"，以引起家长的重视并采取措施，避免或延后近视的发生。

建立视觉健康档案的好处

① 可以**及时发现婴幼儿先天性疾病**，例如先天性白内障、视网膜色素变性、先天性青光眼、视网膜母细胞瘤等，做到早发现，早治疗。

② 可以**及早发现屈光异常等**情况，正常的婴幼儿眼屈光应该是远视状态并逐渐趋向于正视化的一个过程，眼球发育不良会表现为高度远视，而发育过早则表现为近视趋势，而且这些都可以引起斜视、弱视等。

③ 动态观察孩子眼球发育情况，能够对视觉异常起到

防患于未然的作用。视觉健康档案的建立可以让家长对孩子的眼睛发育做到心里有数，这也是建立视觉健康档案最主要的作用。

举个例子：如果一个8岁的孩子有＋1.50D的远视储备，他的视力可以达到正常的标准1.0，如果另一个8岁的孩子视力也能达到1.0，但经过散瞳验光之后发现他的屈光状态是＋0.50D的远视，那么这个小孩在今后眼球发育过程中，变成近视的概率就更大一些。建立视觉健康档案，可及早发现这种情况，并且密切监测，那么我们就能够及早采取措施预防近视的发生。

因此，通过视觉健康档案的建立，医生就可以在视力正常的儿童中，筛选出重点防治对象。

视觉健康档案包含的项目

儿童、青少年眼健康发育档案

姓名	学校	年级	班级	性别	身份证号	出生日期	联系电话

屈光（右眼）				屈光（左眼）				戴镜		裸眼视力		戴镜视力		检查日期
球镜	柱镜	轴位	等效球镜	球镜	柱镜	轴位	等效球镜	类型	瞳距	右（R）	左（L）	右（R）	左（L）	
-4.5000	-0.5000	174.0000	-4.7500	0.0000	-0.7500	179.0000	-0.5000	不戴镜	66.5	4.2	5.0	—	—	2021-06-15 08:32:49
-2.2500	-0.7500	5.0000	-2.7500	-1.7500	-1.5000	177.0000	-2.5000	戴框架镜	65.5	4.3	4.1	5.0	5.0	2021-06-15 08:32:52
-3.0000	-0.7500	28.0000	-3.5000	-3.0000	-0.2500	169.0000	-3.2500	戴框架镜	69.5	4.0	3.6	4.8	4.8	2021-06-15 08:33:39
0.2500	-3.2500	6.0000	-1.5000	-2.5000	-3.5000	173.0000	-4.2500	戴框架镜	68.5	4.4	4.4	4.8	5.0	2021-06-15 08:29:29
-6.7500	-1.5000	2.0000	-7.5000	-5.7500	-1.5000	169.0000	-6.5000	戴框架镜	70.5	4.0	3.5	5.0	5.0	2021-06-15 08:36:29
-0.2500	-0.7500	42.0000	-0.7500	-0.2500	-1.5000	174.0000	-1.0000	不戴镜	60	5.0	5.0	—	—	2021-06-15 08:37:51
-0.2500	-0.5000	1.0000	-0.5000	0.2500	-0.5000	2.0000	0.0000	不戴镜	60.5	5.0	5.0	—	—	2021-06-15 08:39:07
-4.2500	-0.5000	180.0000	-4.5000	-0.2500	-0.5000	173.0000	-0.5000	戴框架镜	71.5	4.2	5.0	5.0	5.0	2021-06-15 08:34:31

预防近视，构造良好
的视觉环境很重要

近视是一种现代"文明"病，需要科学地对待，近年来近视发病率逐年上升，并且发病年龄逐渐提前。其发病原因主要包括遗传因素与环境因素，尤其是环境因素在孩子近视发生发展中为主要因素。因此，良好的视觉环境是近视防控的重要措施，需要家长、孩子、学校、医院等多方联动。

科学设计家庭视觉环境

照明光源与青少年近视高发有相关性

照明光源的变迁史

照明光源经历了 2 次大转变，即从白炽灯到荧光灯，再到发光二极管（LED），三者最大的区别是所发出的光线光谱不同：白炽灯显色性好且具有光谱连续的优点；荧光灯是灯丝放电使汞蒸气发出紫外线，激发灯管内面的磷质荧光漆释放出短波长的可见光，其光谱是分布在一个能量较低的连续光谱上的线状谱；目前市面上 LED 灯都是由蓝光芯片激发的荧光粉，荧光粉发出的光和蓝光混合成白光，其光谱也是分布在一个能量较低的连续光谱上的线状谱，但是它的连续光谱与荧光灯相比更低。因此，白炽灯的光谱最接近太阳光谱，也就是自然光谱。

照明光源与近视患病率的相关性

中国儿童、青少年近视的患病率近 50 年内明显上升，从 20 世纪 70 年代到 2019 年由 10％升高至 70％。美国在 20

世纪 70 年代青少年近视患病率为 25％，90 年代末增长到 40％，2010 年增长至 50％。而在美国 20 世纪 70 年代荧光灯开始替代白炽灯，2000 年后 LED 灯开始普及，与近视患病率的两个增长高峰重合。

从以上调查研究可以看出，白炽灯光谱更加接近自然光谱，对于预防近视或许有一定作用。但目前对于全光谱 LED 也正在研究当中，笔者期待可以早日面世。

光线影响眼球屈光发育

光线在眼球的屈光发育过程发挥着重要的调控作用，不良的照明光源可以诱发近视。照明、照度和均一度的不足会提高视力不良率，改善照度和均一度后可以降低视力不良率。

很多研究均证明，户外活动是抑制近视发生与发展的一个独立的保护因素，经常参加户外活动不容易发生近视。这种保护作用直接与"户外时间"的长短相关，这也提示我们室外与室内光源性质的差异可能是近视发生和发展的影响因素。早在 2000 年，流行病学研究就已经发现儿童每周户外活动时间越长，发生近视的风险越低。另外，还有一些研究发现，已经近视的孩子中，儿时的户外活动时间显著少于现在没有近视的孩子。而这种保护作用并不是因"减少了近距离用眼"的时间，也不是因"进行了运动"的关系，而是与"户外时间"的长短存在相关性。专家指出，在小学阶段，孩子最易发生近视，因而这个时期也是控制近视的最佳时期，家长更应该鼓励孩子多去户外活动。

现代家庭中有哪些有害的视觉环境

① 低耗能光源的广泛应用。LED 光源生活中无处不在，除了作为日常使用的照明光源外，还有电视屏幕、计算机屏幕、平板电脑以及智能手机，等等。而 LED 光源发出的短波长蓝光能量大且穿透力较强，对视网膜光感受器有一定损伤。同时短距离、长时间暴露于 LED 光源下造成瞬目减少，破坏泪膜稳定性，继发干眼症，所以尽量让孩子远离手机、平板电脑等尺寸较小的电子屏幕，选择电视或者投影等屏幕较大、分辨率较高的视频终端。

② 人类的眼睛通过调节瞳孔的大小，对一定范围内的光辐射都能适应，但是光辐射增至到一定量时，就会对环境及人体健康，特别是眼健康产生不良影响，这称为"光污染"。不少家庭装修在选用灯具和光源时，为了追求浪漫、豪华的装修效果，把灯光设计成五颜六色的，有时看起来还比较杂乱。这对健康是很有影响的，因为颜色杂乱的灯光，除危害视力外，还干扰大脑中枢神经功能。人们长期生活在过量的、不协调的光辐射下，可能出现头晕、目眩、失眠和情绪低落等全身不适症状。"光污染"对婴幼儿的影响更大，不仅削弱视力，还影响视力发育。在家庭装修中，一般情况下，屋顶和墙面的光反射系数宜低于 60%，地面宜为

15％～35％。过分明亮的装饰面，会使反射系数高达 90％，超过人体的承受范围。置身于这样一个反光强烈、缺乏色彩的环境，眼的角膜和虹膜可能受到伤害，导致视疲劳或视力下降，增加白内障发病率。

> **线上学习要大屏、安全距离把眼护**
>
> 　　线上学习尽量不选择手机，应选择大屏幕、高分辨率的视频终端，亮度应当随着周围环境进行调整。观看时，眼睛距离电视或投影屏幕至少 3 米以上；使用电脑时，眼睛与屏幕的距离应当大于 50 厘米。

如何构建有益的室内视觉环境

　　国际标准 CIE 218：2016 室内健康照明路线图推荐了"健康照明"指标

　　① **视觉舒适度评价指数**：是基于复合生理指标所形成的，评价照明产品对于人眼视疲劳及视觉生理功能变化影响的指标。

　　② **光谱的完整性**：它会影响视觉的辨色能力，导致色彩缺失与偏色，尤其是在儿童发育阶段。

　　③ **色彩逼真度或色彩真实度**：主要是指标准色在测试光源与参考光源照射下的相似程度。一般可以通过对不同光色在相应波段的相似度来描述全光谱的光谱特性。良好照明灯具的色品容差应≤6。

④ **显色指数**：光源的显色指数越高，则还原物体本身颜色的能力越强。全光谱的显色指数在各种色片颜色均应大于 95。

模拟自然光的 LED 光源技术

全光谱指的是显色指数、色彩保真度和色彩饱和度接近于 100，光谱包含红外光、可见光、紫外光，全光谱 LED 是实现全光谱照明的主流技术。它通过采用特定波段的芯片及特定的荧光粉配比，补全了普通 LED 在 500～700 纳米绿光和红光波段的缺失，补全了光谱的连续性；且将其显色指数、色彩保真度及色彩饱和度调配至接近 100，其光色已接近太阳光。目前主要有三种途径实现：第一种是单蓝光芯片全光谱 LED，但光谱连续性较差；第二种是双蓝光芯片全光谱 LED，目前其光源发光效率低，稳定性较差；第三种是紫光芯片全光谱 LED，是目前最接近自然光光谱的最优方案，但目前适用于紫光芯片实现高光效和高稳定性的荧光粉仍在研究当中。

防控近视的全光谱智能 LED 光源

① 模拟相同色温下太阳光光谱提供照明；

② 通过补充可见光波段的紫光、青光、绿光和红光实现光谱的连续性，提高视觉舒适度，减少眼疲劳，从而达到防控近视的效果；

③ 可降低 440～480 纳米的蓝光峰值，进一步提高视觉舒适程度；

④ 灯罩上设有扩散膜和微棱晶扩散板，可最大程度地减少眩光的产生，从而有效地避免人眼直视时的不舒适感。

为构建良好视觉环境，家长应该怎么做？

• 阅读书写时除了光线充足外，台灯应摆放在写字手对侧前方。

• 家长督促、控制视频终端使用时间。

使用视频终端的 3 个小妙招：

① 大屏幕较小屏幕风险较低；

② 短时间较长时间风险较低；

③ 每次持续观看不超过 20 分钟为宜。

家长应督促并遵循"20-20-20"法则，即观看电子屏幕 20 分钟，应当抬头远眺 20 英尺（6 米）外 20 秒钟以上。

户外活动——防治近视的良药

为什么户外活动可以防治近视

释放多巴胺

近年来的科学研究发现，在有自然阳光的户外活动时，孩子眼睛和身体感受到太阳光刺激后，身体里可以分泌一种名叫多巴胺的神经递质，这种神奇的东西可以抑制近视的发生和发展。

增加视觉清晰度

户外运动时自然光亮度大，使瞳孔缩小，镜像加深，从而增加视觉清晰度，也可以延缓近视的发展。

放松眼球

户外活动时我们的眼睛会更多地眺望远方，使眼球得到放松，睫状肌松弛后晶状体变得扁平，这也是保护视力的好方法。

循证医学的支持

新加坡眼科学者在对 1249 名青少年（其中 71.1％为华裔）的户外活动与近视发生、发展的研究当中发现，如果每天能够增加 1 小时的户外活动时间，眼睛屈光度会向远视转变 0.17D，同时眼轴会缩短 0.06 毫米，他的调查还发现，每天户外活动时间大于 1 小时的学生近视患病率明显降低。我国的眼科专家通过一项对 6～19 岁学生的研究发现，每天户外活动时间小于 1 小时，近视发病率约为 66.7％；每天户外活动时间 1 小时，近视发病率约为 47.8％，每天户外活动时间大于 1 小时，近视发病率约为 40.2％。何明光教授团队的研究结果显示，广州地区的 6 岁儿童中，如果增加每天在学校的户外活动时间，将能有效降低未来 3 年内的近视发生率。那么，是不是户外运动时间越长越好呢？针对这样的疑问，教育部、国家体育总局等八部门联合印发《综合防控儿童青少年近视实施方案》中就有相关说明，其中针对家庭的内容就有让孩子增加在自然光下的户外活动和锻炼时间，保证每天 60 分钟以上；而针对学校则要求强化体育课和课外锻炼，保证儿童每天 2 小时以上的户外活动，寄宿制幼儿园不得少于 3 小时。

这样一来，我们前面的问题也就迎刃而解了，也就是说，每天保证孩子们在自然光下有 2～3 小时的活动锻炼时间，就能起到良好的预防和控制近视发生、发展的作用。户外运动，不仅可以促进身体健康，更是防治近视的有效手段。

户外活动时间及方式

时间

每天 2 小时以上。

推荐的户外活动

原则：远近交替、动静结合。

1. 课间散步

散步是目前青少年在校园里最便于实现，且有效的方式，课间最好走出教室，目"浴"阳光，同时进行远眺，放松睫状肌，缓解视疲劳，这样可以增加阳光照射时间，刺激视网膜分泌多巴胺，延缓眼轴增长，阻止近视进展。

2. 乒乓球

乒乓球运动具有同时锻炼力量、速度、柔韧、灵敏和耐力的优点，是中国的国球，在我国有广泛的运动基础，学校、社区、公园、体育场内，乒乓球案随处可见，且球拍容易携带、学习起点不高，很容易开展。

乒乓球虽然是小球，但打乒乓球是一个远距离的运动，盯着小而远的东西恰恰可以调节眼部肌肉，使其放松。而且在我国，很多乒乓球活动是在室外进行的，在打乒乓球的过程中，眼睛接受全光谱的自然光线的照射，大大降低了近视的发生率。另外，眼睛处于自然光线下且处在相对开阔的环境中，看远、看近都能兼顾，能有效地缓解眼部疲劳，也有利于增强眼睛的调节功能。

进行乒乓球运动时，双眼必须紧盯球的运动轨迹，不停地进行上下、远近调节，这个过程可以改善睫状肌的紧张状态，使其在放松和收缩间不断转换，同时眼外肌也可以随着眼球向各个方向运动而不断活动，促进眼球组织的血液循环，提高眼外肌的收缩灵敏度，增加眼睛视敏度，消除眼睛疲劳，从而起到预防近视的作用。

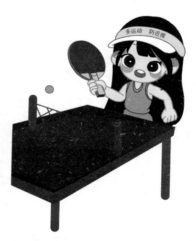

3. 与打乒乓球类似的近视预防方法

打乒乓球预防近视的原理主要是在户外使双眼进行交替望远视近，从而调节眼部肌肉，解除肌肉痉挛、缓解眼部疲劳，从而达到预防近视的目的。从这一原理出发，相似的近视预防方法还有以下几种。

① **放风筝**。放风筝可吸引孩子专注地盯着远方高空的风筝，这种向上看远处某一定点的游戏，可促使睫状肌放松，睫状肌痉挛得以缓解，眼睛的调节功能才能恢复正常，视疲劳得以缓解。所以放风筝是一项很好的眼球调节运动，建议家长多带孩子进行此类活动。同时，放风筝还可以改善长期低头看书写作业对颈椎造成的压力，预防颈椎发育畸形。

② **观鸟**。在观鸟的过程中，眼睛的焦点可随着鸟儿的飞翔轨迹而变动，让我们的眼睛可以循序渐进地调节视野，变化焦距，消除日常生活中产生的视觉疲劳，对预防近视也大有好处。

③ **羽毛球等**。打羽毛球或网球的作用类似于打乒乓球，旨在使双眼交替望远视近，从而缓解眼部肌肉的疲劳，只是相较乒乓球而言，羽毛球和网球等球类运动需要的场地较大，这为其广泛开展带来一些限制。在有条件的情况下，多进行这类运动也能达到很好的近视预防效果。

其实，无论采取何种户外运动的方式，均减少了我们近距离用眼时间，降低了近视发生和发展的风险。因此，户外活动是最经济、最有效的防治近视的方法。同时，需要提醒各位家长的是，一定要抓住低龄儿童近视前的关键期，远离近视、保护视力。

总而言之，远近交替的视野可以调节放松眼内肌肉，缓解眼睛疲劳。而人们的日常工作、学习、读书都是近距离作业，所以常常去大自然远眺，就是最好的"眼保健操"。

　　另外，除了户外运动，青少年、儿童应养成正确的用眼习惯，家长也更应该起到监督作用，做到营养均衡，适当补充维生素，做好18岁以前儿童青少年的近视干预工作，在发现孩子近视时，及时带孩子到正规视光中心进行近视干预，最大程度地阻止近视的进一步发展。

体检提示孩子视力
不达标时怎么办

孩子视力下降的几个信号

据卫生部门监测，全国有接近 4 亿人近视，其中青少年就占了 2.7 亿。这是因为孩子得了近视不容易被家长发现，特别是小学生，孩子表达能力不强，不容易把这些告诉家长，总是到了真性近视才被发现。所以，很多家长不知道，近视的发生是有"信号"的，家长一定要留意，如果发现孩子有以下行为，就要及时带孩子就医，以免延误早期治疗。

经常看东西眯眼

孩子眯眼时，会使注视目标变得清楚，我们在临床工作中检查视力时，会在视力差的眼前放置一个小孔，可以提高一部分的视力，这就是应用了"小孔原理"，这也是孩子早期近视后为什么喜欢眯眼睛的原因。

频繁眨眼睛

眨眼睛会使眼表的泪膜重新分布，尤其对于有干眼症及睑板腺功能障碍的孩子来说，可以提高泪膜的稳定性，改善视觉质量，增加清晰度。

爱揉眼睛

由于小孩的用眼卫生意识较成人差，当孩子出现眼睛痒、干涩等不舒服的症状时，通过揉眼可以减轻症状。近视的孩子看不清目标时，也会通过揉眼这一简单易行的动作来试图清晰视物。

看东西常歪头

在临床工作中，一些散光、视觉功能异常的孩子，会出现看东西歪头的行为，而这些孩子往往有近视，故首先要去骨科排除颈部问题，若颈部没有问题，就要及时到眼科就诊。

斜眼看东西

孩子斜着眼睛看东西说明孩子的眼睛位置不正常，医学上称之为斜视，斜视的孩子多伴有视力异常，故斜眼看东西也需要及时就医。

经常皱眉

皱眉往往给人一种焦虑的感觉，但也要注意孩子视力是否出现了异常，可能是孩子为了看清目标试图将注意力集中在眼部的表现。

喜欢凑近视物

孩子视力出现问题后，看不清目标，就会下意识地去凑近目标，以便使其清晰地成像在视网膜上。

反常行为

孩子视力异常后，原来成绩好的小朋友可能会对学习产生厌烦情绪，听课时注意力不够集中，反应也有些迟钝，脾气变得急躁，对原来喜爱的东西也缺乏兴趣，学习成绩下降，晚上睡眠时多梦、多汗，容易疲倦，且有眩晕、食欲不振等症状。

经常拉扯眼角

少数孩子近视以后，常会用手向外侧拉扯自己的眼角，这样看东西能清晰一些，这也是我们常说的"小孔效应"原理。

什么时候该去医院做检查

目前，近视等眼病的高发率和低龄化越来越引起家长们的重视。眼科筛查是发现孩子眼睛问题的重要途径。那么什么时候该带孩子去医院检查眼睛呢？多大的孩子能配合检查呢？请家长们一同关注孩子眼睛检查的几个重要时期。

1 岁前

新生儿：新生儿出生后需进行眼部的常规疾病排查，如先天缺陷、先天性白内障、先天性青光眼、眼部急性感染等，而早产儿和吸氧的新生儿，应排除有无早产儿视网膜病变。

3 个月：在眼前放置物体并移动时，3 个月的婴儿眼睛会随着物体的移动而移动，如果婴儿眼睛不能追随物体而移动，或家长发现任何可疑的眼睛异常，都要及时带孩子去做眼科检查。

6 个月：6 个月以后，有些孩子会出现眼位偏斜的情况，表现为内斜、外斜等，这个时候应该带孩子进行一次眼部常规体检，了解有无屈光、眼球位置偏斜、先天性眼疾等。

学龄前儿童

孩子在 3 岁之前往往都不认识视力表，理解力较强的孩子，到 3 岁时就可以教查视力。视力检查是衡量孩子视力异常的基本检查，但也可以通过电脑验光、检影验光及简易儿童验光仪等仪器设备对不理解视力表的孩子进行视力检查。

1～2 岁：可以通过儿童小型屈光筛查仪来检测孩子的屈光状态，来判断孩子的视力状况，早期发现一些较为严重的屈光问题。

3～4 岁：3 岁以上的孩子，大多已经可以认识视力表，通过视力检查，初步判断孩子的视力状况很有必要。

5 岁以上：视力正常的孩子应每年进行一次屈光检查，视力不正常的孩子，如弱视、斜视、高度近视的孩子，应该 3 个月或半年就进行一次眼科检查。

其他需进行眼科检查的情况

家长如果发现以下任何迹象或症状，建议您带孩子到眼科进行专科检查：

① 看东西时眼睛有偏斜；

② 瞳孔区发白（白瞳症）；

③ 眼睛不能固视，快速地左右或上下转动；

④ 当您的孩子诉说眼睛疼痛、瘙痒等不适时；

⑤ 眼睛发红 1～2 天未消失时；

⑥ 眼睛有脓性分泌物或结痂时；

⑦ 总是眼泪汪汪时；

⑧ 眼皮下垂等。

到医院眼科需要做什么检查

裸眼视力检查

什么是裸眼视力

裸眼视力检查是指未经矫正或不戴眼镜时检查的视力，是首先也是必须要查的项目。

检查方法

让被检查者站在距离视力表 5 米的位置，视力表充分照明，地面有明显的距离标识，被检查者坐位时两眼垂直线与标线对齐，站立时双足尖与标线对齐，先右眼后左眼，检查时不能揉眼、眯眼、斜视、偷看、往前伸等，用遮眼板遮眼时不能压迫眼球，每行通过的标准是测出被检眼所能辨认的最小行视标（辨认正确的视标数应超过该行视标总数的一半），记下该行视标的视力记录值，即为该眼的视力，紧张视近工作、剧烈运动或体力劳动后不易立即检查视力。

正常裸眼视力随着年龄的增长有一定的范围

刚出生时视力为光感，3月龄时视力为0.01～0.02，6月龄时视力为0.05～0.06，1周岁时视力为0.2～0.25，2周岁时视力为0.4，3周岁时视力为0.6，5周岁时视力为0.8，6周岁时达到成人正常视力水平1.0。

如果孩子的裸眼视力不在正常范围内，应该及时查明原因，进行矫正视力、验光等检查。

矫正视力检查

什么是矫正视力检查

矫正视力检查也叫屈光检查，通俗讲叫验光，是指通过对裸眼视力不正常的眼睛加上一定度数的镜片来判断眼球屈光状态的一种检查方法。屈光状态包括近视、远视、散光等。医生会根据验光结果来决定佩戴眼镜的度数，所以验光是否准确和可靠，直接关系到视力矫正的效果。不但如此，任何视力下降的疾病，只有在排除或矫正了屈光不正的基础上，才能诊断明确。因此，验光是医学领域一个重要的检查手段。不同年龄段的屈光状态正常值是不一样的，3岁前：+3.00D，4～5岁：+1.50D至+2.00D，6～7岁：+1.00D至+1.50D，8岁：+1.00D，9岁：+0.75D，10岁：+0.50D，11岁：+0.25D，12岁：0。

如何选择矫正视力检查方法

① **小瞳验光和散瞳验光**：矫正视力检查方法有小瞳孔（自然状态下的瞳孔状态）验光和散大瞳孔（用散瞳药物使瞳孔散大，达到睫状肌麻痹、肌肉放松的效果）验光之分，即小瞳验光和散瞳验光。

小瞳验光与散瞳验光的区别

小瞳验光：是一种客观的验光检查方法，它可以使被检查者眼睛的调节作用得到一定程度的放松，但对于调节力强的患者，小瞳验光并不能完全消除检查时眼睛的调节作用。尤其是儿童眼睛调节力强，仅仅使用小瞳验光作为最终的检查结果是不可以的。所以，我们需要在进行小瞳验光之前使用睫状肌麻痹剂，这样，才能得到准确的结果。小瞳验光结果不能作为配镜的处方，只能作为参考，因为其结果误差比较大。

散瞳验光：目的是检查清楚孩子的视力及屈光状况，验光的内容有眼球的检查、左右眼的屈光度、瞳孔距离和高度。12岁以下的儿童眼睛调节力非常强，特别是远视眼者，应该使用1%阿托品散瞳；而对于12岁以上的青少年，可以使用快速散瞳药进行散瞳验光，对于大多数成年人则不需散瞳就可以验光。

② **如何选择合适的检查方法**：每个需要验光的人该选择小瞳验光还是散瞳验光呢？我们应该首先了解一个概念，

即眼睛的调节功能，医学上把睫状肌的收缩称为眼睛的调节，人眼视近物时，睫状肌就会收缩，引起晶状体悬韧带松弛，导致晶状体变凸变曲，会造成屈光度变大，故小瞳验光得出的度数往往会偏大，没有近视的人可能会被验出一定程度的近视，这就是调节性近视，即假性近视。

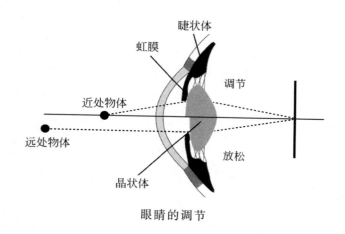

眼睛的调节

随着年龄的增长，人眼调节力逐渐下降，到40岁以后调节力下降到一定程度，基本不影响验光结果，因此40岁以上的人群可以选择小瞳验光。对于40岁以下的人群，尤其是儿童、青少年，眼睛的调节力很强，一定要在眼睛放松调节的状态下进行验光，这种方法就是散瞳验光。散瞳验光是用散瞳药使眼睛的睫状肌完全麻痹放松，失去调节作用的情况下进行验光。散瞳验光可以有效避免过度矫正，可以把调节性近视即假性近视的成分去除。

临床工作中，18岁以下的儿童、青少年裸眼视力异常时必须进行散瞳验光，18 岁以上的成年人根据验光目的不同可以选择小瞳验光或散瞳验光。

家长给孩子验光可以图"快"吗？

不行。

常常有些家长带孩子来医院检查发现孩子视力不好，医生建议要做散瞳验光时家长就会问："医生，有没有快一点的方法，为什么在眼镜店验光很简单，到了医院就这么复杂呢？"这是因为儿童、青少年的眼睛睫状肌调节力很强，平时学习任务很重，近距离用眼时间长，睫状肌调节力往往处于痉挛状态，不能完全放松，在存在调节的情况下验光往往度数比实际情况下的度数要高，轻度远视的孩子如果不散瞳验光还可能会误诊为近视，佩戴这种不合适度数的眼镜会对孩子眼睛造成伤害，甚至加重近视或远视的进展。这就好比一个人老是弯腰哈背干活，一旦要给他量体裁衣，必须要让他直起身来，仍然弯着身子的话，裁缝就很难量准尺寸。

矫正视力要达到多少

矫正视力是否正常，首先要看被检查者的年龄，要求达到该年龄段的正常裸眼视力水平即可。

眼部检查

眼压检查

正常眼压值为 10～21 毫米汞柱，低于此下限或高于此上限均为异常，正常眼压的维持依赖于人眼中房水循环的平衡，房水生成及排出的任何环节受到破坏都会导致眼压异常，眼压低常见于视网膜脱离、睫状体脱离、脉络膜脱离等疾病，眼压高常见于视疲劳、青光眼、内眼手术后等情况。体检发现眼压异常时应该及时就医，寻找引起眼压异常的原因，针对病因进行对症治疗。另外，很多假性近视的孩子会出现眼胀痛、头痛的症状，可能伴随着眼压的升高。

裂隙灯检查

此项检查是使用裂隙灯观察眼前节结构有无异常，包括眼睑、泪小点、结膜、角膜、前房、虹膜、瞳孔、晶状体、前部玻璃体，这些结构出现异常也会造成视力下降。

眼底检查

使用眼底镜或眼底照相检查眼底视网膜有无病变，儿童、青少年常见的眼底疾病包括早产儿视网膜病变、Coats病（外层渗出性视网膜病变）、家族性渗出性视网膜病变、视网膜脱离、视神经炎等。

真、假性近视如何辨别

　　随着近视人数的逐年增加，近视人群低龄化的现象逐年加剧，近视现已成为困扰千万家庭的普遍的社会性问题。很多家长在孩子出现眯眼、视物不清的时候，都迫切地想要知道自己的孩子是不是近视了。有的家长说看远处眯眼睛，看黑板不清楚，可能是近视了，有的家长却说不一定是近视，也可能是视疲劳或假性近视，休息一段时间可能就会好了。其实都有一定的道理，这要看孩子眼屈光状态处于近视的哪个阶段。说到这里就需要提到假性近视和真性近视了。

假性近视

　　假性近视是指在眼调节力比较强的儿童、青少年人群中，若验光时使用的是小瞳验光的方法，此种情况下验光得出的屈光度数有近视的表现，但在滴用散瞳药使睫状肌麻痹放松后，验光得出的度数却没有近视的表现。

　　其实这种所谓的"近视"是因为眼睛过度疲劳引起的，我们眼睛里有一种肌肉，是专门负责调节作用的，就像弹簧一样；当假性近视出现的时候，就像这个弹簧被卡住了无法回弹，但是，只要我们的眼睛经过充分的休息，也可以给予散瞳治疗，那这个像弹簧一样的肌肉就又可以伸缩自如了，从而使假性近视得到缓解，裸眼视力就恢复了。

真性近视

在使用散瞳药物滴眼后验光，得出的屈光度仍然有近视的表现，此种屈光状态就叫真性近视。真性近视状态是因为眼轴增长导致眼球结构发生了变化，所以真性近视出现后裸眼视力是无法恢复到正常水平的。

通过以上的解释，相信大家对真、假性近视有了大体的了解。现在我们就可以采用以下方法去确定孩子的眼睛到底怎么了。

首先，我们需要通过观察孩子平时的用眼状态，如看电视时歪头、眯眼睛，上课时看黑板不清楚、看远物时模糊，那家长们就要考虑孩子是不是近视了。

其次，如果孩子出现以上表现，那就需要第一时间带孩子到医院就诊，散瞳前通过专业的检影验光，检测为近视屈光状态，给予睫状肌麻痹剂散瞳后，远视力恢复正常，检影为正视或轻度远视状态，那么就可以确定为假性近视。而通过给予睫状肌麻痹剂散瞳后，远视力并不能恢复，再次检影为近视状态，就可以确定为真性近视了。

最后提醒大家，多留意、早发现、早就诊、早治疗，就可以在一定程度上让假性近视恢复正常视力，并杜绝假性近视转变成为真性近视。

散瞳验光要多久检查一次呢？

随着儿童、青少年年龄的增长，眼球的发育状态在不断变化，会导致近视的度数不断加深，因此半年就要检查一次视力，1年左右做一次散瞳，如果半年检查时视力就下降了，那就要做散瞳验光了。

合适的眼镜很重要

近视了怎么办？大家一定会说配眼镜啊！但是大家未必知道如何才能配到合适的眼镜。有人会说那有什么难的，现在满大街都是配眼镜的，随便哪一家都能配，甚至有的人会选择网上配眼镜。其实配眼镜并不是部分家长认为的那样简单。因为不合适的眼镜也会带来很多危害：度数不合适的眼镜戴上后不但视物不清，还会加速近视度数的增长；眼镜材质低劣，影响佩戴的舒适性，镜片清晰度下降，让戴镜者产生不适感，且易损坏；做工不符合要求，导致视疲劳、视力下降，甚至出现头晕、无法视物等情况。

如何判断孩子是否要配眼镜

发现孩子视力下降，通过对眼睛进行全面检查，排除器质性病变后，需进行屈光检查，即医学验光，如果验光结果提示孩子近视，要给予度数足矫，欠矫和过矫可能会引起戴镜不适感，且不利于视觉发育；如果有远视，可根据孩子不同的年龄阶段及有无斜视、弱视，给予适量的度数欠矫，这是因为考虑到生理性远视的存在；如果有散光，且孩子裸眼视力不能达到正常，或者伴随有歪头等不良习惯，需要配镜矫正，但轻度的散光（＋0.50D 至＋1.00D），且孩子没有上述情况的出现，可以暂时不配镜，每半年带孩子去眼科复查一次。

如何配到合适的眼镜

什么样的眼镜是合适的呢？合适的眼镜需要具备几个准确的参数：

瞳距：指双眼瞳孔中心连线的距离。

瞳高：指瞳孔中心点与眼镜下边框中心点的距离。

镜眼距：指眼镜片后表面顶点与角膜前表面顶点的距离，一般 12～13 毫米为宜，可通过鼻托来调整。

散光轴向：是角膜形状不规则引起的，在磨制镜片过程中要将散光轴向的位置制作在屈光率最强的一条径线上，0～180°都可以，与镜片的位置有关。

镜片光学中心：即镜片最中央顶点所在的位置。在磨制镜片的过程中，配镜师傅根据患者的瞳距、所选眼镜框的形状大小手工调整。因此，要配到一副合适的眼镜，首先要去正规的视光中心验光，得出准确的屈光度数，而且要求有经验的配镜师傅来制作。

总结一下，想要配到合适的眼镜，就要去正规的、有资质的验配机构，当然正规的验配流程也不能少。

除了配眼镜，如何延缓和控制近视进展

通过科普，大家知道了真性近视需要佩戴眼镜，因为近视是无法治愈的。那么问题来了，配完眼镜就结束了吗？其实并不是这样的，配镜只是让近视的孩子视力达到正常，让他们看清楚，而延缓和控制近视进展才是后面大家最需要知道的事情。因为戴镜并不能阻止近视的进展，随着近视度数的加深，不但导致视力进一步下降，眼球变突，影响外观，更重要的是导致近视并发症的出现，甚至造成不可逆的视力损害，更甚者导致失明，同时也会导致精神、心理上的危害。

既然大家知道近视会带来这么多严重的危害，我们就应该积极地去延缓和控制近视进展。下面就告诉大家延缓和控制近视进展的窍门。

户外活动

大量研究证明，户外活动可有效延缓近视的发展，前面章节已论述，具体可参考前面的相关内容。

角膜塑形镜

角膜塑形镜也叫 OK 镜，使用方法是白天不戴，晚上睡前佩戴，次日起床后可摘掉放入护理液中保存，根据近视度数的不同，达到正常矫正视力所需的佩戴天数也不同。

适用人群

角膜塑形镜是目前近视防控效果较明显的一种方法，也是临床应用非常普遍的一种近视防控手段，通常用于 8 周岁以上、近视小于 600 度、角膜散光小于 150 度的儿童、青少年。

原理

通过角膜塑形镜的机械压力使角膜表面弯曲度变平，形成周边近视性离焦的效果，使周边物体的像也能成像于视网膜前，从而达到控制眼轴增长、延缓近视的作用，而框架眼镜成像时，不能将周边物体的像成像于视网膜上或视网膜前，而是成像于视网膜后，故可造成眼轴逐渐增长，近视度数逐渐加深。

验配条件

目前，角膜塑形镜已广泛应用于国内外近视患者，但在佩戴之前要进行眼部检查及各项参数的测量，测量后根据个

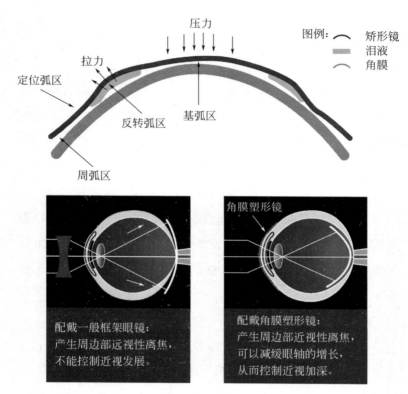

体参数值定制，一般配制周期在 1 周到 1 个月之间，角膜塑形镜目前市面上价格不菲，一般在万元左右，根据孩子的眼部参数及镜片磨损情况还需定期更换，可能需要长期佩戴直至成年，当然，前提是一定要去正规的医疗机构定制。

注意事项

角膜塑形镜于夜间佩戴于角膜表面，故可能引起潜在的角膜感染，家长要提醒孩子佩戴前洗手，摘镜时洗手，及时更换护理液，保证佩戴过程中的卫生。同时，佩戴后定期到医疗机构随访和复查十分必要，既要观察佩戴后的近视防控效果，也要及时监测可能的不良并发症。

多焦软镜

多焦软镜也是通过改变周边远视性离焦来达到一定的近视防控效果。它是一种软性角膜接触镜，需要护理和清洗，白天佩戴，适用于近视度数较高、角膜曲率较平坦的儿童、青少年。优势：初戴舒适度佳，容易适应，日戴日抛的佩戴方式更安全，可降低角膜感染的风险；在控制近视的过程中，同时监测眼轴和屈光度，可以和框架眼镜直接交替佩戴，方便转换近视控制的方法等。

功能性眼镜

功能性眼镜是对普通镜片进行特殊加工和技术处理之后，使其具备不同功能的框架眼镜，也具有一定的近视防控效果。根据设计原理的不同，分为双光镜、渐进多焦点镜片、360°环焦镜片、周边远视性离焦控制镜片等功能性眼镜。临床研究表明，功能性眼镜具有延缓近视度数增长、缓解视疲劳的作用，适用于不适合佩戴角膜接触镜的学龄儿童、青少年。

0.01% 阿托品滴眼液

方法是每天晚上滴双眼一次，长期使用。文献报道，阿托品可以有效阻断胆碱能神经的作用，使其对睫状肌和瞳孔括约肌失去作用，从而形成调节麻痹（肌肉完全放松），减轻近视患者的过度调节状态，还可以通过作用于巩膜的 M1、M4 受体影响巩膜重塑，延缓眼轴增长，实现控制近视的效果。原则上阿托品浓度越高，近视控制效果越好，但浓度高的阿托品导致的瞳孔放大作用会引起畏光、视网膜光损害、白内障等不良反应，故多项研究证明选择低浓度（0.01%）阿托品，在保持相对好的近视控制效果的同时，不良反应相对较轻。目前，低浓度阿托品滴眼液控制近视在我国已广泛使用，但使用时间及临床观察时间尚短，仍需大量的临床研究证实其有效性及安全性。

哺光仪

哺光仪是一种近几年兴起的对儿童、青少年近视有一定治疗作用的仪器。研究发现它产生的红光可有效抑制眼轴的增长，可促进脉络膜血流量和脉络膜厚度的增加，从而起到预防和控制近视的作用，甚至可使近视度数在一定时期内有所下降。哺光仪使用方法简单、方便、快捷，每天只需要治疗 2 次、每次 3 分钟就可以了。需要明确的是，一定要在专业眼科医生的指导下，按照医嘱、在密切随访的情况下使用哺光仪。

中医中药

由于近几年青少年近视防控的重要性凸显出来，我国的传统医学在近视防控方面的作用逐渐显现，并发挥着举足轻重的所用。

中医药防控近视有多种方法，**穴位按摩**就是其中的一种防治方法。而最具代表性的就数眼保健操了，眼保健操其实就是中医治疗中的穴位按摩，通过对相关穴位的按摩，起到防控近视的作用。还有**耳穴疗法**，它通过改善眼周血液循环，改善缺氧症状，起到防控近视发生、发展的作用。再有就是**中医食疗**，依据中医理论防控近视的原理，在合理饮食的基础上，给予一些中药治疗。其他中医治疗还包括**针刺**、**刮痧**以及**综合性治疗**等。

关于近视的谣言，
你中了哪一招？

问题 1
孩子戴上眼镜后就摘不掉了？

孩子戴上眼镜后能否摘镜与屈光状态有关，这也是一个逐渐发育变化的过程，需要动态观察。

眼球屈光状态的变化：生理性远视→正视

与成人相比，正常婴儿出生时眼球前后径大约只有 17 毫米，眼球小、眼轴短，存在 300 度左右的远视储备，称作"生理性远视"。随着年龄的增长，身体各器官逐步发育成熟，眼球也不断长大，远视储备量逐渐减少，甚至一年内可

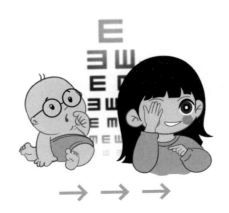

以减少 100 度，逐步发展到正视状态。如果存在生长发育异常、过度用眼、遗传等多种因素，导致眼轴过长，超过正常水平，则会由"正视"发展成为"近视"。

戴镜后近视度数的变化

儿童近视后，无论是否戴镜，度数仍然会增加。这一现象与孩子成长过程中眼球不断增大有关。眼轴增长，近视度数增加，眼轴增长得越快，度数增加得越大。散光常与角膜先天发育有关，也不会因为配镜而度数减少。但是佩戴合适的眼镜、角膜塑形镜等可以减少视疲劳，延缓眼轴的变长，使近视度数增加得缓慢一些。18 岁后，当屈光状态处于稳定状态时，如果孩子无法接受戴眼镜，可行准分子激光、ICL 植入等屈光手术，达到摘除眼镜的目的。

问题 2
眼镜戴上之后近视度数会越戴越大？

近视度数的增加与戴眼镜无关，引起度数增加的原因常见于下面几方面。

未纠正不良用眼习惯

近视者注意用眼时间与习惯，佩戴合适的眼镜，近视度数是能够控制住的。但如果光线过暗、不规范戴眼镜、用眼时间过长、阅读距离过近，使眼睛长期处于疲劳状态，就会导致视力下降，近视度数加深。

戴用不适当的眼镜

比如儿童没有按规范进行散瞳验光、验光不准确、佩戴了不适合的眼镜、瞳距测量不准确等都会加重眼睛疲劳，加速视力下降，导致近视度数加深。

病理性近视

病理性近视的出现与戴眼镜无关，常早年发病，近视度数大多超过 600 度，眼轴长度超过 26.5 毫米。病理性近视与遗传因素有关，包括显性遗传、隐性遗传及性连锁隐性遗传等多种遗传方式。病理性近视患者近视度数增加快，呈进行性加深，眼底出现豹纹状改变、富克斯（Fuchs）斑、漆裂样纹等，甚至导致视网膜脱离。

遗传和环境原因

儿童、青少年近视与遗传因素有关，如果有高度近视家族史，尤其父母都是高度近视，孩子近视的概率就比较高。

学龄期孩子课业负担较重，自控能力差，长时间近距离用眼，写字、读书姿势错误，学习钢琴等乐器，需要长久注视乐谱，手机、电脑、平板等电子产品的广泛使用，缺乏户外运动及远距离注视，易导致近视度数加深。

身体的生长发育性

随着年龄的增长，眼球也不断长大，眼轴从婴儿期的 17 毫米，逐渐增长到成人的 24 毫米，远视储备量逐渐减少，逐步发展到正视状态。而身体发育可导致眼轴增长，近视度数也随之增长。

问题 3
近视能治愈或逆转吗?

目前没有治愈或逆转近视的方法

"假性近视"者通过注意用眼时间与习惯、散瞳治疗后，可恢复到正常屈光状态，无需戴镜。"真性近视"无法治愈及逆转，只能通过改善用眼习惯及时间、增加户外运动、佩戴角膜塑形镜等延缓其进展。

规范和及时的近视矫治是关键

及时发现视力异常、进行规范验光、佩戴合适的眼镜及合理的屈光矫正是近视治疗的关键，可降低高度近视发展率，避免出现相关的眼底疾病。

问题 4
孩子戴眼镜后会变成金鱼眼？

许多人近视多年后，眼球的确会变形突出，变成了"金鱼眼"。到底是什么原因导致的呢？

眼轴变长

一般来说，现在大多青少年属于轴性近视，也就是眼轴增长，导致视网膜后移，这时平行的光线将外界的物体通过晶状体投射到视网膜之前，所以看不清楚东西。由于青少年阶段眼球会逐年发育，眼轴随之增长，而成人后其变得稳定。而眼轴变长从外观上看起来会觉得眼球向外突出，但事实上并不是眼球真的突出，只是因为眼球过长造成的视觉效应。眼球突出的程度还和近视的度数有关，一般来说，如果小于 600 度，眼睛突出并不明显。

眼镜的佩戴方式不对

有些变成"金鱼眼"的人，可能是因为眼镜的佩戴方式不对，比如镜框与眼睛距离太近，宽松的程度也不合适。在这种情况下，戴眼镜时间太长，固定的视距和视角导致眼球处于相对静止状态，进而致使局部血液不畅，使得眼球往外突。

问题 5
眯眼看东西会使近视度数增加？

答案是会的。

日常生活中，我们常常能观察到，有些已经近视的人，为了看清远处的东西而不自觉地眯起双眼，尤其是那些近视了还不及时戴眼镜的人，因为眯眼能让他们看清远处的景物。

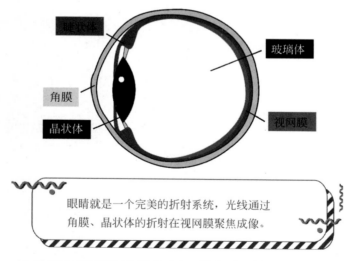

眼睛就是一个完美的折射系统，光线通过角膜、晶状体的折射在视网膜聚焦成像。

从角膜顶端到视网膜黄斑区的长度叫作眼轴，这个眼睛的前后轴长要和眼的屈光能力匹配得恰到好处，才能使进入眼睛的光线经过折射，精准地落在视网膜上，这种鬼斧神工的构造在每只健康的眼睛中都存在，使我们每天一睁眼就能自然而然地看到美丽的大千世界。但当近视发生时，人的眼轴多数会变长，视网膜的位置也会随着眼轴增长，从健康状态下的焦点位置向后移动。也就是说，外界景物的光线不能清晰地聚焦在视网膜上，而是聚焦在视网膜前，形成了一片模糊如马赛克般的图像。当眯起眼睛的时候，眼睑的打开程度变小，可以限制光线的入射强度和量，于是远处景物上的反射光线落在视网膜上的范围变小了，从而减少像差，造成了人为"聚焦"，这就是眯眼后能暂时看清的缘故。

由于眯眼可以使视力得到一过性改善，所以近视的人视物眯眼往往会成为习惯，看远处时就不自觉地眯起眼睛。长期眯眼会使眼部周围的肌肉持续紧张、疲劳，加重眼部负担。

近视后如果不戴眼镜，视网膜形成的模糊图像会传送到大脑视觉中枢，视觉中枢收到模糊信号后，为了使我们看到更清楚的图像，就要对眼睛的各个结构进行调整，这时就可能发送指令到眼部，发生"眯眼"这个动作。经常眯眼看东西，眼周的环形肌肉持续收缩，使上下眼皮紧贴眼球表面，对角膜产生压迫力，久而久之会造成眼压升高。大量的研究表明，较高的眼压与较高的近视程度有密切的关系，这种由于眯眼造成的压力内传又加速了眼轴的增长速度，眼轴每增加 1 毫米就会增加约"250 度"（−2.50D）的近视幅度，所以眼压升高可能进一步增加近视的风险。

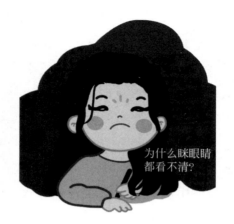

问题 6
眯眼还会造成哪些危害？

更容易发生视疲劳

习惯眯眼看东西的人，为了始终能看清眼前的景物，眼睛周围的肌肉需要不断调整收缩强度，使眯眼时的开睑幅度尽量保持稳定，这需要眼轮匝肌、提上睑肌对自己的伸缩幅度时刻进行精细调整，就像一台照相机需要不断调整焦距，手机在信号不稳定区域需要频繁搜索手机信号造成手机过热、电量迅速消耗一样，很快就会造成眼睛周围肌群的疲劳，出现眼睛酸痛、干涩、水肿等不适，这就是视疲劳。

发生干眼症

近视发生后，长期不戴眼镜而只是在看远处景物时眯眼，给眼睛造成了额外的巨大负担，会使眼睛周围的血液回流缓慢，发生慢性炎症，时间长了，造成分泌眼泪的细胞、腺体受到损伤，就会发生干眼症。

改变容貌外观

长期眯眼会使眼周轮匝肌持续疲劳，长此以往会造成肌肉和眼周软组织肥厚、水肿，甚至皮肤色素沉着、松弛，最后发生眼周细纹、黑眼圈、眼袋，使双眼无神，加速容貌衰老。

问题 7
孩子学钢琴会伤眼睛？

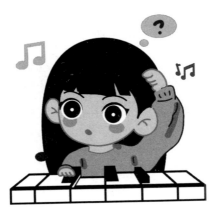

学钢琴能够培养孩子对高雅音乐的鉴赏能力，陶冶情操，双手、双眼和大脑的协作训练也有益于开发智力，同时让孩子坚持练琴更是减少了他使用电子产品的时间，避免孩子沉溺网络。这些好处使很多家长给孩子选择了学钢琴这一兴趣爱好。但一直流传着一句话，即十个琴童九个近视。难道学钢琴真的会伤眼睛？

把这个话题放在网络上随便一搜，便可以看到众多的相关报道。其中甚至有一位 8 岁男孩每天练琴 5 小时拿下钢琴十级，而眼睛的近视度数却达到了 1200 度。

学钢琴真的这么可怕吗？

如果真是学钢琴造成了近视，难道贝多芬、莫扎特、肖邦这些大音乐家个个都是近视眼？其实近视的形成原因是多方面的，遗传、饮食、运动、用眼方式等都可能促使近视的发生。或许许多琴童患了近视，但这并不能说明琴童们的近视就是因为学钢琴而造成的。那么，练琴到底和近视有没有关系呢？我们先来了解一下眼球是怎么发育的。

下面这个表格是孩子 0～6 岁视力发育图表，前面我们已经讲过。一般孩子 8～12 岁的时候，眼轴的长度已接近成人水平，眼球大小也基本定型。这个眼轴慢慢增长、屈光度从远视慢慢变化成正视的过程就是人眼的"正视化过程"。在这个过程中，很多因素都会干扰它的正常发展，由此演化为近视。学琴只是儿童成长中的一种学习形式，其本身并不会对眼睛造成伤害。

0～6 岁视力发育图表

怀孕第 22 天	眼睛开始发育
出生时	视野窄小，只能看见 20 厘米以内的东西，属于远视眼
2 个月	视野明显增大，左右眼会同时追视家长的动作，可以辨认较大物体的形状、颜色
3 个月	视力为 0.01～0.02，可追视移动的小物体，也可以辨别各种不同的颜色
4 个月	视力为 0.02～0.05，会看自己的手，会伸手摸看到的东西
6 个月	视力为 0.06～0.08，宝宝双眼可以对准焦点，能分辨上、下、左、右不同的方向，慢慢有立体感

续表

7~9个月	视力为0.01,可以长时间盯着一个方向看
1岁	视力0.2~0.3,视觉广度慢慢接近成人
2~3岁	视力大约有0.6,等到3岁左右时,有精细的视觉反射运动
4岁	视力为0.8~1.0
5~6岁	视力达到1.0或以上,6岁宝宝的视力发育趋向完善,向单眼裸眼远视力达1.0发展

真正导致孩子近视的"元凶"是练钢琴过程中错误的用眼习惯

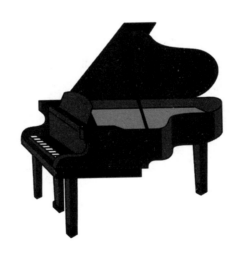

真正让琴童近视的原因，是长期练琴过程中不正确的用眼习惯，这种习惯在日常文化学习中也会造成近视的发生。

练琴时，如果一次练琴时间过长，眼睛盯着对比较强烈的琴谱和黑白琴键，没有休息间歇，就非常容易造成视网膜的光刺激过多和视疲劳，使眼轴过度发育。琴谱上的音符往往排版紧密，字体偏小，高强度的练琴需要孩子不断地快速用眼搜索琴谱，这时眼球的各结构就处于一种高强度的调节紧张状态，时间一长，眼球结构自然容易出现问题；练完钢琴后，很多家长和孩子也没有注意让孩子视远以放松眼睛的调节功能，而是接着进行写作业或者玩游戏等室内活动，眼睛还是处于一种视物较近的环境中，近视就在不知不觉中发生了。所以，琴童的父母应该更关注孩子的练琴节奏和用眼习惯，练琴中途和结束后都需要视远休息，就像体育运动后拉伸放松、吃完饭后刷牙一样建立良好的用眼习惯，避免近视的各种诱因，并采取适当的护眼方法，如做眼保健操、采用充足的照明等来保护眼睛。

　　孩子在 6 岁之前，视力比较脆弱。因此，不提倡学龄前孩子过早地近距离长时间用眼，比如写字、学乐器看琴谱等，这些精细的近距离视物有过度刺激视网膜发育的可能，从而加速孩子过早近视。建议在孩子学习钢琴等乐器之前到医院去做屈光检查，看看孩子是否有容易近视的眼部基础，评估孩子未来近视的可能性，再制订学习计划。对于已经在学习钢琴的孩子，建议每半年进行一次视力、屈光度和眼轴长度检查，以评估孩子的屈光状态变化情况，及时调整练琴强度。

琴童如何预防近视？

　　除了进行定期查体，琴童的家长们还可以在日常生活中从以下几个方面入手。

放大琴谱：使用较大的琴谱可以降低眼睛精细搜寻的难度，缓解视疲劳。

保证光线充足：练琴环境的光线应该为散射光源，琴谱上方最好有专门的光源以提高局部亮度。

控制练习时间：练习 30～40 分钟就远眺 10 分钟，休息一下双眼，一星期练琴 2～3 次是比较合理的频率。

正确做眼保健操：日常生活中常常做眼保健操可以促进双眼血液循环，减轻眼周肌肉的充血水肿，改善视疲劳。

增加户外运动：琴童需要更多的户外运动，以放松双眼的紧张状态。

健康饮食：营养均衡，避免挑食，多吃蔬菜、水果，尽量少吃甜食。

问题 8
打乒乓球对眼睛有好处，能预防近视？

随着近视发生率的不断增加，近视防控近年来已经越来越受到社会各界的关注，各种近视预防策略相继出台。在各种近视的预防方案中，其最终指向都是改善眼内负责调整焦距的肌肉（睫状肌）的紧张状态，使其自由放松和收缩，同时保持灵敏性，另外也要使眼外肌不断活动，促进眼球组织的血液循环，避免眼睛疲劳。而打乒乓球这种运动对眼睛是有益处的，其作用本书在第四部分"预防近视，构造良好的视觉环境"中已有详述。

问题 9
市面上的各种近视治疗仪可治疗近视吗？

首先需要明确的是近视目前不能治疗、治愈或逆转，市面上的各种近视治疗仪从概念来说都是不能轻信的。

缓解调节类近视眼"治疗仪"

这种近视眼"治疗仪"的依据是由于人眼长时间地看近处物体，导致看远处的东西时看不清楚，治疗仪通过减轻眼部疲劳，提高看远处物体的清晰度。

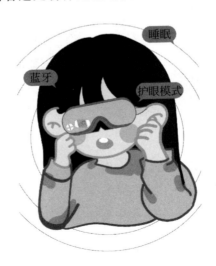

作用方式：通过对眼部进行热敷、按摩等物理疗法来改善局部血运，从而缓解眼睛的疲劳感。

调节灵敏度类近视眼"治疗仪"

这种近视眼治疗仪是依据人眼长期看近物时，导致调节灵敏度下降，使得看物像的焦点落在视网膜后面，造成远视性离焦，而引起近视。

作用方式：利用远、近移动光点吸引眼内晶状体做变厚、变薄的晶体操运动，进而改善眼部的调节灵敏度，缓解近视的发生与发展。

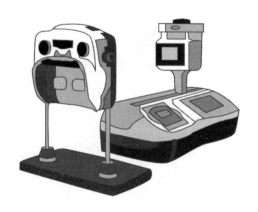

远视性离焦类近视眼"治疗仪"

这种近视眼治疗仪是依据人眼看近物时造成余光看东西模糊及物体成像在视网膜后面。

作用方式：利用远视或虚拟远视镜，把周边物体成像也拉回到视网膜上，最终起到的效果也是缓解眼部疲劳。

上面几种近视治疗仪都对睫状肌痉挛、眼部疲劳引起的假性近视有一定的作用，对于真性近视及近视度数的增长并没有什么实质性的作用。

问题 10

隐形眼镜会磨损角膜，使角膜变薄，就不能做激光手术了或造成白内障？

角膜厚度大部分是天生的

"戴博士伦舒服极了！"这一句经典的广告台词是许多人选择隐形眼镜的理由。这里的"博士伦"其实是指"软性隐形眼镜"。

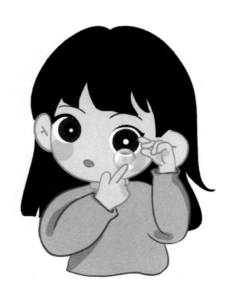

　　现在，许多人为了美丽，统统丢掉沉重的框架眼镜，悄悄地戴上小巧、轻便的隐形眼镜；甚至，有一些爱美人士，在没有近视的情况下直接选择了色彩缤纷的"美瞳"。但网上有人说，角膜的厚度会因为佩戴隐形眼镜磨损变薄，这一说法让那些佩戴隐形眼镜的人心中不安、望而却步！

　　角膜的生理厚度为 500～600 微米，角膜的薄厚很大程度上与生理遗传有关，也就是说大部分是天生的。戴隐形眼镜会使角膜变薄的说法是没有科学依据的。

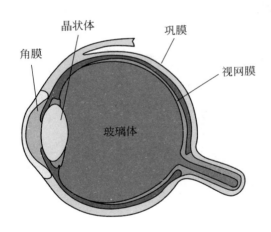

戴隐形眼镜有引起并发症的风险

　　角膜的厚度虽然不会因为佩戴隐形眼镜变薄，但是不科学地佩戴隐形眼镜可能会引发角膜的炎症，甚至对角膜造成无法挽回的伤害。

街面上一些配镜中心、配镜机构每天至少接待十几位学生顾客，而他们中的大多数人从眼部检查、验光、试戴和制作眼镜都是在这里一次完成，这样的流水线商业行为在医生看来有诸多的不妥与隐患。隐形眼镜属于三类医疗器械，选择、试戴、佩戴时一定要在眼科医生或专业配镜师指导下进行。此外，不是所有人都适合佩戴隐形眼镜，如曾患有角膜炎、结膜炎、干眼症、圆锥角膜等的人以及患有糖尿病等慢性病的人都应该慎重佩戴隐形眼镜。

戴隐形眼镜可能会影响准分子激光手术

在长期佩戴隐形眼镜后，角膜可能处于缺氧、慢性炎症等亚健康状态，可能进一步诱发新生血管长入角膜内，角膜有大量的新生血管时是不能行激光手术的。所以，平时佩戴隐形眼镜时，应严格遵循用眼卫生及佩戴时间，而且，在准备行准分子激光手术前必须停戴 1～2 周，让眼睛有一个自我恢复与调整的过程，必要时可能还需局部使用一些促进眼表修复的眼液。

戴隐形眼镜不会诱发白内障

有些人说："戴隐形眼镜可以诱发白内障！"晶状体是眼睛内部一个近似"凸透镜"的透明组织，直径约 10 毫米，厚度 4～5 毫米，当它因为各种原因发生混浊（透明度降低）

时我们称其为"白内障"，它的营养代谢与眼睛内部一种叫作"房水"的液体成分密切相关，隐形眼镜和晶状体完全没有接触，所以，戴隐形眼镜也不会引起晶状体混浊（白内障）。

问题 11

眼药水可以缓解视疲劳吗？

在医生指导下可以酌情适当使用眼药水。

对于大多数年轻人来说，手机、电脑是生活的"必需品"。随着这些电子产品应用强度的增加，眼睛高强度工作，由此导致的视疲劳等疾病的发病率也逐年增加。

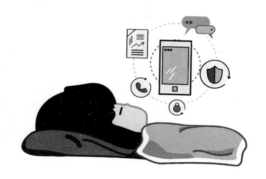

正确、合理使用滴眼液

大多数的视疲劳现象，是可以首选滴眼液来缓解的，但并不是所有的视疲劳患者，都可以通过滴眼液来缓解，而且一定要对症用药。

比如由于长时间接触电子产品导致干眼症而引起的视疲

劳，就可以采用人工泪液类的药水，这类药水有保水性，还可以防止结膜干燥，减轻眼睛干涩的症状，比如聚乙烯醇眼液、玻璃酸钠眼液、卡波姆眼用凝胶等。但是，如果你是长时间看近物引起的调节痉挛性视疲劳，那么，你可以选用缓解调节功能的眼药水，比如七叶洋地黄双苷滴眼液；也可以选用睫状肌松弛剂类，就是眼部肌肉放松类的药水，比如说托吡卡胺类的眼药水，当然，这种眼液一定要在医生的指导下才能使用，如果你是青光眼体质者使用这类眼液时一定要慎重，请咨询专业医生！

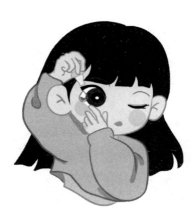

适当补充不含防腐剂的人工泪液

另外，如果是眼部炎症引起的眼睛不适，类似于"视疲劳"的症状，你可以选用消炎眼药水，如妥布霉素、双氯芬酸钠等。无论是缓解视疲劳的滴眼液，还是抗炎类滴眼液，建议使用不含有防腐剂的独立包装。而且，建议连续使用的

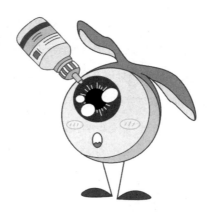

时间不超过 2 周，如果需要继续用药，应该咨询眼科医生后再继续使用。如果眼药水含有防腐剂，则不建议患者将其作为保健品进行长期点眼。

另外，除了眼药水，我们还可以通过做**眼保健操**、**局部热敷**（可以选用热毛巾、蒸汽眼罩等，每天在休息间隙或睡

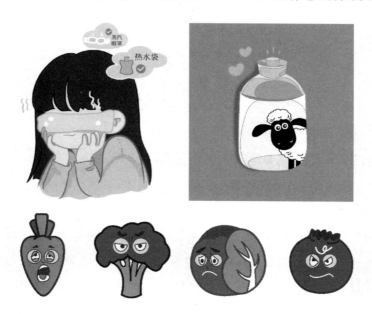

前做一个眼部热敷，热敷时间 10～20 分钟即可）、**饮食调节**（除了富含蛋白质的食物外，可以适当摄入富含叶黄素、叶绿素、花青素的蔬菜，如胡萝卜、花椰菜、紫甘蓝、蓝莓等，以及海带、紫菜等海产品，少吃甜食）以及**远眺及适当的体育活动**（前面已经介绍过）以缓解视疲劳。

问题 12
针灸能治疗或延缓近视进展吗？

治疗儿童、青少年近视的中医外治法包括很多种，其中针刺、推拿、中药熏蒸、中药离子导入、耳穴、灸法及综合疗法等都有报道。中医有两个主流方法：一是中药治疗，简称药法，以口服补益肝肾、益气养血之剂为主，中药外用报道较少；二是以经络为基础的治疗方法，简称针法，主要有体针、耳针及耳穴疗法、推拿按摩等。

中药治疗

中医认为脏腑尤其是肝肾在视力的调节上具有重要作用，主要是根据全身情况进行辨证论治，用中药进行治疗。有文献报道认为，中药的疗效与近视的轻重程度密切相关，近视程度越轻，临床治愈率和显效率越高。但是大多的中药对假性近视有一定的作用，但对真性近视有效的方剂很少。

针法

近年来，关于针刺眼周穴位治疗儿童、青少年近视的有很多报道。有文献报道，针灸治疗可明显提高青少年患者的裸眼视力，但不能影响其屈光度变化，对角膜曲率及眼轴长度无明显影响，主要还是通过改善眼部血液循环及眼部血运，缓解睫状肌痉挛。

目前眼科学界的一致看法是针灸治疗儿童、青少年近视有一定的近期疗效，但远期效果尚不够满意，而其机理研究则有待进一步深化。针灸在近视的预防和假性近视的治疗方面有一定的效果，但是对真性近视没有确切肯定的疗效。

问题 13
蒸汽眼罩、敷眼贴能缓解视疲劳，延缓近视进展吗？

蒸汽眼罩、敷眼贴都是通过热敷，起到改善眼周血供的作用，对于缓解视疲劳有较好的疗效，同时，对于延缓近视的发生能起到一定的作用，但对于近视的孩子来说不能阻止近视度数的增加。

问题 14
防蓝光眼镜那么贵，真的有用吗？

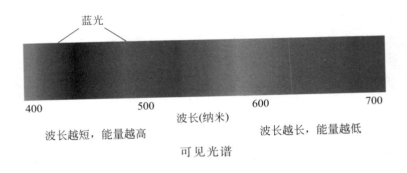

蓝光

| 400 | 500 | 600 | 700 |

波长(纳米)

波长越短，能量越高

波长越长，能量越低

可见光谱

蓝光有"好坏"之分

自然光中有 $25\%\sim30\%$ 是蓝光，可以调节人的生物节律。蓝光能刺激皮质醇的生成，抑制褪黑素的分泌，维持人在白天注意力集中并保持清醒的状态。夜间的自然光变暗或消失，继之蓝光减少，则会刺激松果体分泌褪黑素，使人易于进入睡眠状态。褪黑素是由视网膜神经节细胞介导的，该类细胞中含有黑视素，而黑视素对 $470\sim480$ 纳米波长的光吸收最高，此波段正好是蓝光的波段范围。所以，如果睡前接受过多的蓝光照射，人体就会抑制褪黑素的分泌，从而扰乱睡眠节律和周期，导致入睡困难或失眠。此外，已有基础实验、动物实验和人类光照实验研究表明，暴露在自然光下能有效预防儿童、青少年近视的发生，其中的短波长蓝光可能起到了重要的干预作用，降低了近视发生率。

我们日常接触的蓝光还有哪些

有研究证实，手机屏幕、电脑显示器等电子视频终端产生的蓝光强度，比自然光中的蓝光弱得多，但长时间持续地观看手机、电视、电脑，眼睛盯着屏幕，你也会从这些设备中接触到蓝光。

蓝光伤害人眼视网膜的证据并不充分

有科学家用蓝光照射动物或者离体细胞，确实得出了高强度蓝光有害的结论。然而这些证据，并不能证明蓝光会伤害人类视网膜，因为这些实验都有缺陷。比如，这些实验并不是用真实的眼睛，或者，被测试的细胞不是来自视网膜细胞。还有研究中的细胞不像眼睛细胞那样自然地暴露在光线下。总之，蓝光伤害人眼视网膜的证据并不充分。

没有证据表明戴防蓝光眼镜能保护眼睛或预防近视

随着人们的用眼习惯和生活环境发生改变，对镜片多功能化的需求越来越强烈。镜片研发企业生产的可以过滤电子视频终端发出的蓝光，保护眼睛的功能性产品——"防蓝光镜片"逐渐进入大众视线。家长们也经常会询问，儿童要不要戴防蓝光的眼镜来保护眼睛或预防近视呢？

美国眼科学会也给出了答案，说得很明确——"不建议"，对蓝光采取预防措施还为时过早，这有可能会产生意想不到的后果，该学会"不建议"在使用计算机时佩戴任何特殊眼镜。但目前声称可以将手机、电脑中的蓝光滤掉的眼镜越来越流行，这些广告宣称过度暴露于蓝光中可能会导致许多问题，这可能会误导大众，因为目前并没有证据表明，来自电子屏幕的蓝光会损害眼睛。

正确认识蓝光，科学护眼是关键

定时休息是保护眼睛的最佳方法。当连续使用电子屏感觉到眼睛干涩时，最好及时休息一下眼睛，也可以辅助使用人工泪液来缓解症状。所谓蓝光对眼睛有害的言论，目前的证据不充分。其实大家没有必要过度担忧蓝光，外出时如果阳光中的紫外线强烈，就需要戴太阳镜或避光镜。对于是否需要防蓝光，美国眼科学会也有不同意见，认为自然光中的蓝光对于儿童的发育有正面意义。也有一些研究表明，适当接触阳光会促进儿童的身体生长和视力发育。最近研究表明，每天户外活动2小时以上，能有效预防儿童、青少年近视的发生。这些证据都表明，适当的自然光暴露（包括蓝光）对人体是有益的。

因此，防蓝光眼镜目前并没有得到眼科学界的认可，科研人员还需要更多的医学数据，以研究防蓝光眼镜的利与弊。

问题 15
能根据电脑验光单直接配眼镜吗？

很多家长发现孩子近视后，都想采取便捷的方法，"立等可取"式地解决验光配镜问题，殊不知，儿童、青少年近视后根据小瞳孔下电脑验光单直接配眼镜的做法是非常不可取的，佩戴不当的眼镜反而会造成近视度数的过快增长或加重视疲劳的症状。为什么不能根据电脑验光单直接配眼镜？

准确性差

小瞳孔下电脑验光不准确，可重复性差，仅做筛查或诊断性验光应用，可以判断一个大概的方向，如可能存在近视、远视或散光，但不能作为验光结果直接配镜。

结果受不同状态影响

小瞳孔电脑验光时受检者的检查结果受检查前用眼状态的影响（如长时间近距离读写后、刚上完体育课后、早上刚起床后、短期放松休假后等），这些情况都会造成检查结果存在差异。

没有去除影响因素

小瞳孔电脑验光时眼部睫状肌（起调节眼睛的作用）仍处于紧张状态，就像测量受压状态下的弹簧高度，这显然是不准确的。因为没有去除睫状肌的紧张度，所以验光结果肯定就不可靠。而散瞳验光（睫状肌麻痹验光）才能得到眼睛近视准确的度数。

验光有规范

我们国家在 2019 年刊发了《中国儿童睫状肌麻痹验光及安全用药专家共识（2019 年）》，这是中华医学会眼科学分会斜视与小儿眼科学组的专家共识，具有权威性和规范性，是指导我国各级眼科医疗机构正确验光的指南。

验光是医学行为

正确规范的医学验光包括散瞳验光（睫状肌麻痹验光）、验光师视网膜检影、双眼平衡、主导眼、眼位检查等多个步骤，不是小瞳孔下电脑验光或眼镜店所能检查出来的，所以用这样的结果直接配镜肯定是不准确，也是不负责任的。

总的来说，儿童、青少年验光配镜是一种规范的医学验配过程，需要针对不同个体，经过方向性、准确性和舒适性的适配，消除睫状肌紧张，保留一定的睫状肌张力，综合多种因素，最后由眼科医生给出验光配镜处方，家长切不可图省事就随便在不规范的眼镜店配镜。

问题 16
眼镜没坏就可以一直戴?

答案是不可以，原因如下。

近视会随着身体发育而度数增加

眼镜就像孩子穿的衣服和鞋，随着年龄由小变大，每年需要根据实际大小更换。孩子的眼睛也一样，随着孩子的发育，眼睛的近视度数会有增长，眼镜也需要调整。

眼部参数的改变

孩子进入青春期，个子长高，眼球发育，眼轴会变长（眼球的前后径），眼睛度数就会自然增长，通常表现为近视度数增大，如果不定期检查，不及时更换眼镜，就会导致戴眼镜时仍然看不清东西，不仅起不到戴镜提高视力、正确矫正的效果，反而会因为形觉剥夺性近视，诱发近视度数的更快增长。

即使孩子的近视度数没有变化，但孩子的瞳距和瞳高也可能会发生改变，所需的镜框和镜片的大小可能也要调整。所以需要进一步检查或咨询眼科医生来判断孩子是否需要更换眼镜。

镜片或镜架的损耗

有的孩子不注意保护镜片和镜架，随意乱放，可能会造成镜片不同程度的磨损或划痕，有时需要仔细观察或清洗后才能发现光学区磨损，影响到镜片的透光率，清晰度下降，还有可能是镜架受压变形，这些都会影响眼镜的成像质量，达不到理想的戴镜矫正效果。

问题 17
近视手术可以治愈近视？

一旦得了近视，大家都希望自己能被治愈而无需佩戴眼镜。但是，从目前的国内和国际学术发展的程度来看，目前近视是不能治愈或逆转的，只能通过改变眼球的整体屈光度而达到摘镜的目的，但近视的本质，即眼底和眼轴的改变已不可逆转，这就是近视不能治愈的原因。因此，近视屈光手术是以手术的方法改变眼的屈光状态来矫正近视，提高裸眼视力，达到摘掉眼镜的目的。目前手术矫治近视的方式主要有三种：角膜屈光手术、晶体屈光手术和巩膜屈光手术。

角膜屈光手术

主要包括表层手术（全激光 PRK、SMART 等）和板层手术（全飞秒 SMILE、飞秒或板层角膜刀辅助下的 LASIK 等），指应用准分子激光或飞秒激光等手段，通过切削角膜基质改变曲率，改变眼球整体屈光度而达到矫治屈光不正的目的。此类手术对角膜厚度、近视度数、是否有干眼症有严格的限制，术前需要医生通过检查来评估选择何种手术方式。

晶体屈光手术

它主要是在晶状体和前后房施行手术以改变眼的屈光状态，根据手术时是否保留晶状体分为有晶状体眼人工晶体植入术（ICL）和屈光性晶体置换术两类。屈光性晶体置换术主要是以矫正屈光不正为目的摘除透明或混浊的晶状体，植入人工晶体的一种方式。该方法主要针对成年人年龄偏大者，40岁以上为宜；还有那些不适合角膜屈光手术的高度近视人群。ICL主要适用于屈光状态稳定，高度近视或超高度近视，不宜或不愿接受眼镜、接触镜或角膜屈光手术者。

巩膜屈光手术

主要是指后巩膜加固术，其原理是阻止病理性的眼轴进行性变长而降低近视度数。临床可用于近视度数在800～1000度（－8.00～－10.00D）以上，且每年进展50～200度（0.50～2.00D）以上的进展性近视人群。

对于成年人，可以通过做近视矫正手术矫治近视，但不能把近视真正治愈。因为一旦近视，患者眼轴的增长是不可能再变短的，所以目前没有真正能治愈近视的方法。如果近视的发展太快，出现了病理性近视，即使做了近视手术的人，也要注意自己的眼轴仍然是长于正常人的，而且近视度数大于 600 度 （－6.00D），除远视力差以外，常伴有夜间视力差、飞蚊症、漂浮物、闪光感等症状，眼部组织还会发生一系列病理变化，出现黄斑出血、视网膜下新生血管、豹纹状眼底、近视弧形斑、漆裂纹、Fuchs 斑（色素沉着，呈圆形黑色斑）和视网膜周边部格子样或囊样变性；此外，在年轻时就可能出现玻璃体液化、混浊和玻璃体后脱离等玻璃体病变，与正常人群相比，高度近视者发生视网膜脱离、撕裂、裂孔、黄斑出血和新生血管的危险性要大得多。

　　总之，近视手术矫正只能摘掉眼镜和改变原有的近视度数以达到提高裸眼视力的目的，但不能改变近视的本质，即眼轴和眼底的变化不能改变。

问题 18
视力表与近视度数换算方法？

视力表和近视度数之间没有等量换算关系或方法。

因为每个人的肌肉张力不同，度数也因人而异，没有换算表。如"视力 0.1 ＝ 近视 500 度；视力 0.3 ＝ 近视 300度"；如果有此换算关系就不用让孩子去做散瞳验光，岂不是等量换算就可以了，这是非常不科学的！

这个问题就好比问：如果孩子的身高 150 厘米，体重是多少一样，即使身高一样，每个孩子的体重也不一样，只能根据经验大概判断一个范围，但这是不准确的，也没有实际意义。

附录
疫情期间中小学生及
幼儿居家网课护眼建议

居家防护是控制病毒传播的有效方法，由于居家网课期间电子产品的使用时间增加和户外活动缺乏，这将对儿童、青少年的用眼健康带来新的影响，也使近视发生和发展的风险增加。结合儿童、青少年居家期间的网课模式和用眼习惯，为科学用眼保护眼健康和防控近视提供指导。

保持适宜的读写距离和姿势

线上学习使用电脑时，眼与电脑屏幕的距离应保持在约50厘米的位置，用眼注视方向水平或稍偏下方。在读写时做到"一尺一拳一寸"，即阅读和写字时用眼与书本应距离一尺（33厘米）、胸前与桌子的距离应约一拳（6～7厘米）、握笔的手指与笔尖应距离一寸（3.3厘米）。此外，指导学生不在用餐时、卧床时及光线暗弱或阳光直射下阅读。

课余时间做到眼的充分休息

眼保健操是缓解眼疲劳的有效方法，家长可指导学生做眼保健操，正确地按揉穴位、力度要适当。需要注意的是，做眼保健操时要注意手部卫生，做之前要洗手。此外，在上网课的间隙，看看远处的风景，有助于放松睫状肌的调节，让眼得到充分的休息。

减少非学习目的电子产品的使用时间

　　家长应有意识地控制青少年使用电子产品的时间，非学习目的的电子产品使用单次不宜超过 15 分钟，每日累计不超过 1 小时。年龄越小，连续使用电子产品的时间应越短。

控制连续近距离用眼时间

　　假期是儿童、青少年近视眼发生和发展的关键期，长时间持续近距离用眼是重要原因。疫情带来了超长假期，家长应给儿童、青少年穿插安排看远、看近的各种活动，避免长时间持续读写等近距离用眼行为。线上学习 30 分钟后，应远眺或闭眼休息约 10 分钟；连续读写 40 分钟后，也应远眺或闭眼休息约 10 分钟，避免长时间用眼引起的疲劳。

居家"目"浴阳光

　　户外活动可以有效预防近视的发生和发展，是经济有效的近视防控措施。明亮的自然光照可能是户外活动实现其近视防控作用的主要原因。公认的"光照-多巴胺"理论认为，户外光照可以刺激视网膜释放多巴胺，多巴胺可调节用眼巩膜和视网膜之间的信息传递，从而抑制眼球的轴向伸长。因此，在疫情期间虽然不能到户外活动，但居家期间也应尽可能在阳台或院内"目"浴阳光，使儿童、青少年在家时每日接触户外自然光的时间达 2 小时以上。

确保良好的照明环境

家长应关注青少年居家网课时的照明环境，在室内光线不足时要及时开灯。白天在避免阳光直射的前提下应充分利用自然光，晚间学习时除使用台灯照明外，还应保证周围环境光照充足。不仅在读写时提供适宜的照明环境，还应在线上学习和使用电子产品时保持适宜的环境亮度和屏幕亮度。

保证充足的睡眠

疫情居家期间，儿童、青少年可能作息不规律，睡眠时间减少，而睡眠时间不足可促进近视的发生与发展。此时要注意保障学生睡眠时间，确保小学生每天睡眠达到 10 小时、初中生 9 小时、高中生 8 小时。

营养均衡、合理饮食

饮食需要均衡营养，多吃蔬菜和水果，少吃甜食。可适当增加富含钙、铬等矿物质的食物，如牛奶、酸奶、奶酪及谷类等；增加富含维生素 A 和维生素 C 的食物，如胡萝卜、菠菜、芹菜、鸡蛋、动物肝脏、瘦肉、橘子、冬枣及猕猴桃等。

早睡早起，养成良好的午睡习惯

研究发现早睡早起和午睡习惯是防止视疲劳的保护因子，通过合理调整睡眠节律可以使眼睛和身心得到放松。午间良好的休息对于视疲劳有一定的预防作用，可增加眼球湿润度，降低眼压和缓解眼干涩，可以使午休后的学习状态达到事半功倍的效果。

避免乱用"抗疲劳"滴眼液

有些学生或家长有使用护眼液的习惯，认为滴用"护眼液"后就可以"保护眼睛"，进行超长时间用眼。其实，这会造成干眼症和视疲劳的双重损害。市场上的护眼液鱼龙混杂，大部分瓶装滴眼液中含有不同成分的防腐剂，常见的防腐剂如苯扎氯铵，会使角膜上皮细胞坏死并脱落，进而引发干眼症、视疲劳等症状。因此，不当使用护眼液的习惯反而是干眼症和视疲劳的危险因素。所以我们需要在专业眼科医生的指导下，根据情况合理使用不含防腐剂的人工泪液或眼用凝胶。

保持良好的心理状态

随着儿童、青少年在家休息的时间越来越长，容易出现焦虑、紧张、孤独等情绪，心情也越来越烦躁，影响身心健康。家长可做适当的正面疏导，以减少其焦虑和恐惧心理；从科学的角度讲解冠状病毒，如何科学护，以增加其安全感；多多陪伴孩子，如亲子互动游戏、室内运动、绘画及手工等，既能培养亲子感情，又能缓解孩子可能出现的不良心理状态。

近距离持续用眼护眼小常识

"3010"法则：中小学生连续看书、做作业或看电视每30～40分钟至少休息10分钟。

"2010"法则：学龄前孩子每15～20分钟近距离用眼至少休息10分钟。**"202020"法则**：每20分钟近距离用眼后眺望20英尺（约6米）外20秒（适于不方便活动的持续学习状态）。

当前新型冠状病毒肺炎处于防控的关键期，延期开学有效保障了儿童、青少年的健康，线上授课和网络学习等远程教学活动保障了学习的连续性。结合儿童、青少年居家期间缺乏户外活动和电子产品使用时间增加的特点，应提高儿童、青少年和家长的用眼健康意识，采取综合策略，科学用眼、护眼，避免疫情期间儿童、青少年近视的发生和进展。